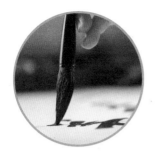
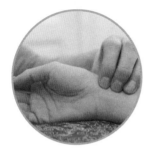
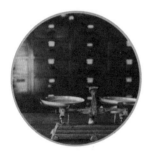
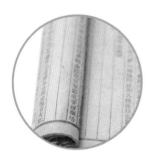

跟中医学

如何诊病

梁振钰 主编

U0386163

黑龙江科学技术出版社
HEILONGJIANG SCIENCE AND TECHNOLOGY PRESS

图书在版编目（CIP）数据

跟中医学如何诊病 / 梁振钰主编. -- 哈尔滨：
黑龙江科学技术出版社，2019.9

ISBN 978-7-5388-9981-8

Ⅰ. ①跟… Ⅱ. ①梁… Ⅲ. ①中医医学基础②中医诊
断学－基本知识 Ⅳ. ①R22②R241

中国版本图书馆CIP数据核字(2019)第059182号

跟 中 医 学 如 何 诊 病
GEN ZHONGYI XUE RUHE ZHENBING

主　编　梁振钰

责任编辑　马远洋
摄影摄像　深圳市金版文化发展股份有限公司
策划编辑　深圳市金版文化发展股份有限公司
封面设计　深圳市金版文化发展股份有限公司
出　　版　黑龙江科学技术出版社
　　　　　地址：哈尔滨市南岗区公安街70-2号　邮编：150007
　　　　　电话：（0451）53642106　传真：（0451）53642143
　　　　　网址：www.lkcbs.cn
发　　行　全国新华书店
印　　刷　深圳市雅佳图印刷有限公司
开　　本　723　mm×1020　mm　1/16
印　　张　12
字　　数　200千字
版　　次　2019年9月第1版
印　　次　2019年9月第1次印刷
书　　号　ISBN 978-7-5388-9981-8
定　　价　39.80元

前言
PREFACE

随着医学知识的不断普及，以及生活中各种就诊经验的积累，我们开始学习和认识到这样一个事实：诊断是治疗的前提，没有正确的诊断就不可能有正确的治疗，令人满意的疗效更是无从谈起。

传统中医学将诊断疾病的基本方法概括为望、闻、问、切，简称为四诊。四诊是诊断疾病的第一步，它的主要任务是通过医生感官进行望、闻、问、切，从而收集患者的病史、病情、症状和体征，为辨证论治打下基础。而辨证则是综合分析患者的症状和体征资料，以辨别疾病的证候。中医学认为，人体健康与疾病是相互矛盾的两个方面，"证"的产生标志着健康状态的反常，疾病的形成也就是机体内外环境失去正常的关系。

中医诊断的基本原则有三：整体审察、诊法合参、病证结合。整体审察是中医学的基本概念之一。诊断疾病时的整体观念，是指要考虑整个人体（内）与自然环境（外），或称"审察内外"。诊法合参，望、闻、问、切四诊各具有独特的作用，又都有局限性，不能互相替代，必须四诊并用才能全面收集辨证论治所需要的各方面资料。病证结合，诊断要明确所患疾病及所属证候，把辨病与辨证结合起来。通过辨别病证，认识疾病的本质，即所谓"辨证求因"。

疾病是一个十分复杂的过程，要想早期或正确地认识疾病，单靠某一种诊断方法是不可能的，必须把各种诊疗方法结合起来，综合判断才行。因此，在学习中医诊断的过程中，我们要注重四诊合参，正确运用辨证，才能对疾病做出准确的判断。

为了方便有志于中医事业或对中医学有兴趣的读者朋友能较系统地学习中医诊断，我们将中医诊断基础知识及一些临床工作者的实践经验整理成册，作为学习中医诊断的入门阶梯。全书共分为七章，分别介绍中医基础理论知识，中医诊断的四大方法——望、闻、问、切，八纲辨证的知识及内科、男科妇科、儿科、五官皮肤疾病的诊断。本书采用大量图表形式详细讲解中医诊断知识，以消除或减弱中医专业术语的枯燥乏味，增强阅读的理解性，方便记忆，并在阐述理论的同时联系实际，突出重点，内容实用，适合广大中医院校学生和自学中医者作为参考，对于临床中医师也可以起到温故而知新的作用。

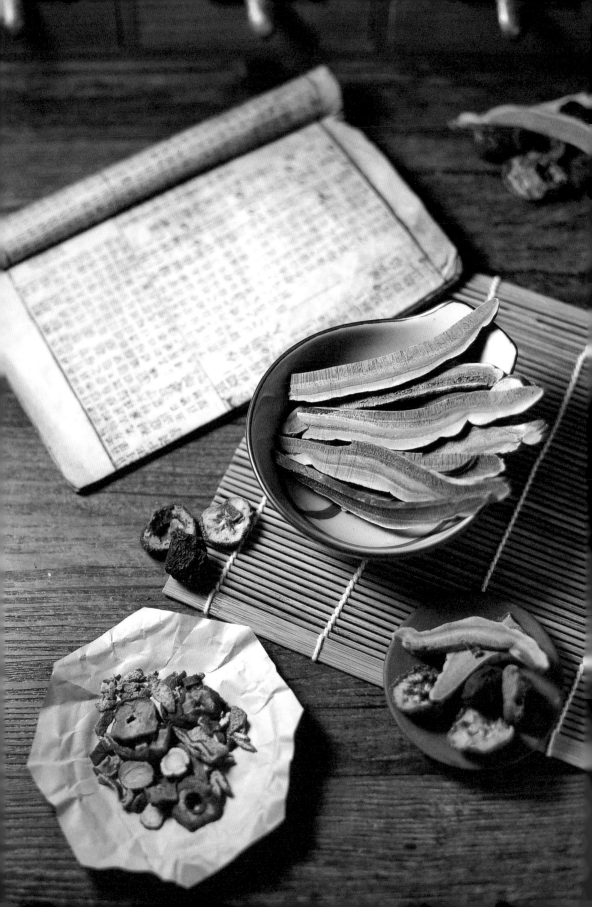

目录
CONTENTS

第二章 诊病基础，四诊合参

第三章 诊病核心，八纲辨证

第四章 诊病实践，辨内科常见病

第五章 诊病实践，辨男科妇科疾病

第六章 诊病实践，辨儿科常见病

第七章 诊病实践，辨五官皮肤科疾病

中医学来源于我国劳动人民几千年来同疾病做斗争的实践，因此形成和发展而来的理论体系具有很深远的影响。中医学关于人体的生理功能、病理变化、疾病诊断和治疗等方面的认识，与西医学相比较，有许多特点。在学习如何诊病前，我们首先要学习一些中医基础知识，为诊病打好基础。

能年皆度百岁，而……

帝曰：人年老而无……

肾气盛，齿更发长……

故有子；三七，肾……

牙体盛壮；五七，……

面皆焦，发始白；……

又丈夫八岁，肾气实……

故形坏而无子也。

故能有子……

阴阳和……

长端于上，面焦，……

四八，筋骨隆盛，……

也。岐伯曰：女子七岁。

太冲脉盛，月事以时下

六七，三阳脉衰于上

四七，筋骨坚，发长极

天癸至，精气溢泻

天癸竭，地道不通

发堕齿槁

强，故真牙生而长极

不能动，天癸竭，……六八，阳……

精少

第一章

中医入门，
打好基础

中医基本特点之整体观念

什么是整体观念

中医学把人体内脏和体表各部组织、器官看成是一个有机的整体，同时认为四时气候、地土方面、周围环境等因素对人体生理病理有不同程度的影响，既强调人体内部的统一性，又重视机体与外界环境的统一性。下面我们从三个方面具体介绍：

01 人是一个有机的整体

我们人体是由若干个脏腑器官构成的，每个脏腑器官和组织之间既不可分割，与人体也不可分割开来。不只是脏腑器官，维持人体生命活动的基本物质——精、气、血、津液也是人这个整体的组成部分。我们可以把人体比作一台机器，而脏腑器官就好比机器的重要部件，精、气、血、津液就像是机器上的小零件，当机器上的某一个小部件出现了问题，机器就会相应地产生故障，人体也是如此。

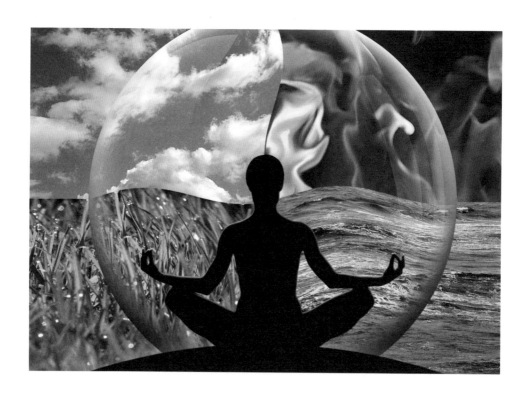

在中医理论中，五脏是整个人体的中心，通过经络系统，把六腑、五体、五官、九窍、四肢百骸等全身组织器官有机地联系起来，构成一个表里相关、上下沟通、密切联系、协调共济、井然有序的统一整体，并且通过精、气、神的作用来完成机体统一的功能活动。我们可以通过将零散的玩具部件拼凑成一个完整的玩具来想象人体各组织器官的联系。总而言之，人是一个有机的整体，人体的各个组织器官在结构和功能上相互联系。

02 人与外界环境的统一

这是说不仅人体内部环境是一个整体，人与外界环境也是一个整体。外界环境就是人类赖以生存的自然和社会环境。用古代哲学的观点来说就是"天人合一"，这是汉代儒家思想家董仲舒发展的哲学思想体系。用现在的观点看来，天人合一就是实现人与其所生活的自然同步，天地人彼此和谐平衡。

03 人与自然环境的统一

我们人类生活在自然界之中，自然界存在着人类赖以生存的必要条件。通俗来说就是"我中有你，你中有我"。中医认为，自然界中各种物质的变化，其实就是阴阳五行的变化，与人体五脏六腑之气的运动变化是相通相应的，人体与自然界是息息相通、密切相关的。从远古以来，人类从主动地适应自然，到主动地改造自然，无一不是将人类自身融入自然界这个大环境中，与其成为一体，从而使自身得以生存，将生命延续，繁衍后代，生生不息。这就是人体内部与自然环境的统一性。

❀ 整体观念与疾病诊断

整体观念在疾病诊断中的应用可以说是一种思维的运用，当我们在诊断一种疾病时，我们需要将收集来的各种信息加以整理，结合致病的内外因素加以全面考察。以我们熟知的感冒为例，当我们出现流鼻涕时不会马上判断为感冒，我们还会进行相应的观察、询问或思索：是不是有发热，是不是有咳嗽；鼻涕是黄色还是清涕，是稠还是稀；有没有头痛，有没有鼻塞；这些症状大概出现在什么时候，持续了多久；是因为吹了冷风还是感染了病毒而出现的；等等。只有将这些疑问一一解决并结合在一起综合分析，我们才能得出结论，而得出结论的过程就是疾病诊断的过程。"四诊合参""审察内外"就是整体观念在诊断学上的具体体现。

"有名而无形"的阴阳

❀ 阳虚体寒的 3 个层次

01 何谓阴阳

在中医学中，阴阳是自然界的根本规律，既表示两种对立的特定的属性，如明与暗、表与里、寒与热等，又表示两种对立的特定的运动趋向或状态，如动与静、上与下、内与外、表与里等。

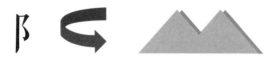

阴阳二字，左边都是"阝"，逆时针旋转90°，便是一座山的形状。其实，阴阳最早便是与山地有关的方位名词。山地能被阳光照到的那一面就是阳，阳光照不到的那一面便是阴。因此，人们在"阝"的基础上分别加上"日"和"月"，以示区别。

02 阴阳的划分

《素问·阴阳应象大论》中说道："水火者，阴阳之征兆也。"这是以水火作为阴阳的征象。水性寒而就下，火性热而炎上，则水为阴，火为阳。从水火的运动状态来看，水相对于火来说较静，火相对于水来说较动，寒热、上下、动静，如此推演下去，便形成了划分阴阳的标准。

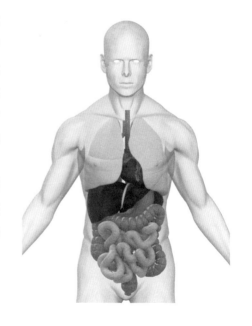

在中医学理论体系中，处处体现着阴阳学说的思想。在阐述人体结构时，五脏（心、肝、脾、肺、肾）属阴，因其功能以静为主；六腑（胆、胃、小肠、大肠、膀胱、三焦）属阳，因其功能以动为主。

五脏之中又可根据其位置分为阳脏（心、肺）和阴脏（肝、脾、肾），每一脏腑之中又可将其功能归为阳，而将其物质归为阴。

此外，经络亦可分为阳经、阴经。就十二经脉而言，就有手三阳经与手三阴经之分、足三阳经与足三阴经之别。在血与气之间，血为阴，气为阳。在气之中，营气在内为阴，卫气在外为阳，等等。

03 阴阳之间的关系

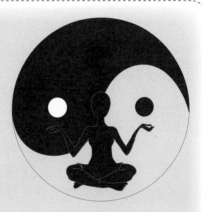

阴阳对立： 对立即矛盾双方的互相排斥、互相斗争。"阴阳者，一分为二也"，万事万物都是阴阳对立的统一，阴阳的这种对立是绝对的，正如天与地、上与下、内与外、动与静、升与降、出与入、昼与夜、明与暗、寒与热、虚与实、散与聚等矛盾双方的对立。

阴阳互根： 《景岳全书·传忠录·阴阳篇》中说："阴根于阳，阳根于阴"，这是说阴阳双方均以对方的存在为自身存在的前提和条件。阴与阳同上面提到的天与地、上与下、动与静、寒与热一样，不仅互相排斥，而且互为存在的条件。中医学用阴阳互根的观点，阐述人体脏与腑、气与血、功能与物质等在生理病理上的关系。

阴阳消长： 阴阳消长，是阴阳对立双方的增减、盛衰、进退的运动变化。阴阳双方在彼此消长的动态过程中保持相对的平衡，人体才保持正常的运动规律。在疾病过程中，同样也存在着阴阳消长的过程。一方的太过，必然导致另一方的不及；反之，一方的不及，也必然导致另一方的太过。

阴阳转化： 阴阳转化，是指阴阳对立的双方，在一定条件下可以相互转化，阴可以转化为阳，阳可以转化为阴。但是阴阳转化也是有一定条件的，不具备一定条件，二者就不能各自向相反的方向转化。我们所熟知的四季的变化，就是阴阳互相转化的体现。

✣ 阴阳与人体病理变化

我们在前面一节整体观念中提到，人是一个有机整体，当我们机体阴阳平衡时，则身体健康，阴阳平衡遭到破坏时就会生病。因此，阴阳失调是疾病发生的基础。那么阴阳与人体病理变化究竟有怎样的关系呢？

01 分析邪正的阴阳属性

疾病的发生和发展往往取决于两方面的因素：一是邪气。邪气就是各种致病因素的总称。二是正气。正气泛指人体的功能活动，常与邪气对称。邪气有阴邪和阳邪之分，如六淫（我们在后面的章节中会具体阐述）中的寒邪、湿邪为阴邪，风邪、火邪为阳邪。正气又有阴精和阳气之别。

02 分析病理变化的规律

疾病的发生发展过程就是邪正斗争的过程。邪正斗争导致阴阳失调，而出现各种各样的病理变化。阴阳失调的表现形式很多，可归纳为阴或阳的偏盛偏衰，以及对另一方的累及等，这些可统称为"阴阳不和"。常见的阴阳失调主要是偏盛和偏衰两种状态。

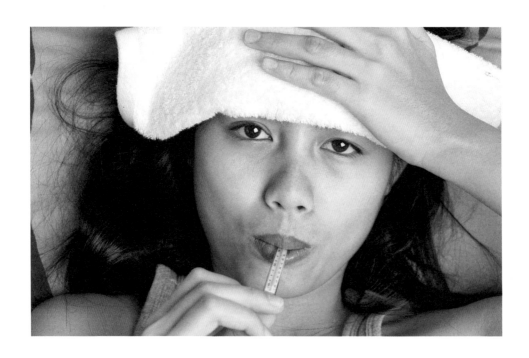

阴阳偏盛： 我们可以用天平来简单理解，将天平左右两边的物体比作阴阳，左为阴，右为阳。当体内阴阳平衡时，就好比天平上左右两个物体重量相当，此时天平保持平衡；当阴偏盛时，天平往左侧倾斜；当阳偏盛时，天平往右侧倾斜。

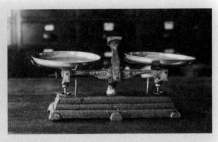

偏盛包括阳盛和阴盛两部分，阳盛则热，阴盛则寒。阳邪致病，如暑热之邪侵入人体可造成人体阳气偏盛，出现高热、汗出、口渴、面赤、脉数等表现，其性质属热，所以说"阳盛则热"。因为阳盛往往可导致阴液的损伤，如在高热、汗出、面赤、脉数的同时，必然出现阴液耗伤而口渴的现象，所以"阳盛则阴病"。

阴邪致病，如纳凉饮冷，可以造成机体阴气偏盛，出现腹痛、泄泻、形寒肢冷、舌淡苔白、脉沉等表现，其性质属寒，所以说"阴盛则寒"。阴盛往往可以导致阳气的损伤，如在腹痛、泄泻、舌淡苔白、脉沉的同时，必然出现阳气耗伤而形寒肢冷的现象，所以"阴盛则阳病"。

阴阳偏衰： 偏衰包括阳衰和阴衰两部分，阳虚则寒，阴虚则热。阳虚不能制约阴，则阴相对偏盛而出现寒象。如机体阳气虚弱，可出现面色苍白、畏寒肢冷、神疲倦卧、自汗、脉微等表现，其性质亦属寒，所以称"阳虚则寒"。

阴虚不能制约阳，则阳相对偏亢而出现热象。如久病耗阴或素体阴液亏损，可出现潮热、盗汗、五心烦热、口舌干燥、脉细数等表现，其性质亦属热，所以称"阴虚则热"。

阴阳互损： 根据阴阳互根的原理，我们可以知道，机体的阴阳任何一方虚损到一定程度，必然导致另一方的不足。阳虚至一定程度时，因阳虚不能化生阴液，而同时出现阴虚的现象，称"阳损及阴"。同样，阴虚至一定程度时，因阴虚不能化生阳气，而同时出现阳虚的现象，称"阴损及阳"。"阳损及阴"或"阴虚及阳"继续发展下去最终会导致"阴阳两虚"。

阴阳转化： 这里的阴阳转化与前面阴阳关系中提到的阴阳转化不一样，

这是阴阳偏盛偏衰的病理变化的转化，即阳证可以转化为阴证，阴证可以转化为阳证。阳损及阴和阴损及阳也是阴阳转化的体现。

阴阳与疾病诊断

中医诊断疾病的过程，包括诊察疾病和辨别证候两个方面。《素问·阴阳应象大论》曰："察色按脉，先别阴阳。"阴阳学说用于诊断学中，主要是分析通过四诊而收集来的临床资料和辨别证候。

以阴阳分析四诊

阳	阴
色泽鲜明	色泽晦暗
口渴喜冷	口渴喜热
语声高亢洪亮	语声低微无力
呼吸有力、声高气粗	呼吸微弱、声低气怯
脉之浮、数、洪、滑等	脉沉、迟、细、涩等

以阴阳辨别证候

阳	阴
表证	里证
热证	寒证
实证	虚证

图解五行学说

❀ 五行的医学含义

中医学对五行概念赋予了阴阳的含义，认为木、火、土、金、水乃至自然界的各种事物都是阴阳的矛盾运动所产生。阴阳的运动变化可以通过在天之风、热、温、燥、湿、寒六气和在地之木、火、土、金、水五行反映出来。中医学的五行不仅仅是指五类事物及其属性，更重要的是它包含了五类事物内部的阴阳矛盾运动。

五行学说以天人相应为指导思想，以五行为中心，以空间结构的五方、时间结构的五季、人体结构的五脏为基本框架，将自然界的各种事物和现象，以及人体的生理病理现象，按其属性进行归纳。

> 凡具有生长、升发、条达舒畅等作用或性质的事物，均归属于木；
>
> 具有温热、升腾作用或性质的事物，均归属于火；
>
> 具有承载、生化、受纳作用的事物，均归属于土；
>
> 具有清洁、肃降、收敛等作用的事物，均归属于金；
>
> 具有寒凉、滋润、向下运行的事物，均归属于水。

五行属性归类表

自然界							五行	人体						
五音	五味	五色	五化	五气	五方	五季		五脏	六腑	五官	形体	情志	五声	变动
角	酸	青	生	风	东	春	木	肝	胆	目	筋	怒	呼	握
徵	苦	赤	长	暑	南	夏	火	心	小肠	舌	脉	喜	笑	忧
宫	甘	黄	化	湿	中	长夏	土	脾	胃	口	肉	思	歌	哕
商	辛	白	收	燥	西	秋	金	肺	大肠	鼻	皮毛	悲	哭	咳
羽	咸	黑	藏	寒	北	冬	水	肾	膀胱	耳	骨	恐	呻	栗

五行学说归类和推演的思维方法是：观物—取象—比类—运数（五行）—求道（规律），即应象以尽意。

🏵 五行调节机制之相生相克

五行之间的关系可用相生、相克、乘侮来概括。在五行中，相克相生被称作制化，即制约、化生；而乘侮是一种不正常的状态。五行的生克制化规律是五行结构系统在正常情况下的自动调节机制。

相生：五行相生的次序是：木生火，火生土，土生金，金生水，水生木。在相生关系中，任何一行都有"生我""我生"两方面的关系，《难经》把这种关系比喻为"母"与"子"的关系。"生我"者为母，"我生"者为"子"。所以五行相生关系又称"母子关系"。以火为例，生"我"者木，木材可以用来生火，则木为火之母；"我"生者土，火能生土，则土为火之子。可以以此类推。

相克：五行相克的次序是：木克土，土克水，水克火，火克金，金克木。这种克制关系也是往复无穷的。在相克的关系中，任何一行都有"克我""我克"两方面的关系。

五行生克示意图

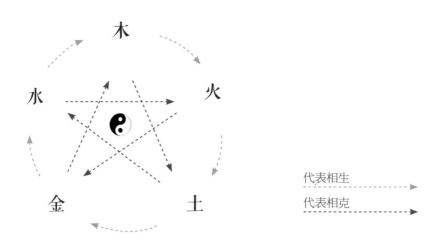

代表相生

代表相克

我们把五行相克规律用自然界或生活中的现象来解释。我们在浇水时，水都渗入到泥土中去了，因此，河堤上常常会备有很多的沙土以用来抵御洪水，这就是土克水。当看到着火时，我们的第一反应就是用水去灭火，这就是水克火。生活中冶炼金属时，需要用火将金属熔化，这就是火克金。砍伐树木或砍柴时，少不了用金属制成的工具，这就是金克木。树木的生长都离不开肥沃的土壤，这就是木克土。

五行与疾病诊断

人体是一个有机的整体，当内脏出现病变时，也会反映到体表相应的组织器官上，表现为色泽、声音、形态、脉象等方面的异常变化。

由于五脏与五色、五音、五味等都与五行分类归属形成了一定的联系，这种五脏系统的层次结构，为诊断和治疗奠定了理论基础。因此，我们可以通过综合望、闻、问、切四诊所得的材料，根据五行的所属及其生克乘侮的变化规律来推断病情，从而诊断疾病。

01 诊断本脏之病

根据五行学说，从本脏所主的色、味、脉来诊断本脏病。如面见青色，喜食酸味，脉见弦象，可以诊断为肝病；面见赤色，口苦，脉象洪，可以诊断为心火亢盛。

02 推断脏腑相兼病变

从他脏所主之色来推测五脏病的传变。脾虚的患者，面见青色，为木来乘土；心脏病患者，面见黑色，为水来克火；等等。

03 推断病变的预后

从脉与色之间的生克关系来判断疾病的预后。如肝病色青见弦脉，为色脉相符，如果不得弦脉反见浮脉则属相胜之脉，即克色之脉（金克木）为逆；若得沉脉则属相生之脉，即生色之脉（水生木）为顺。所以说："见其色而不得其脉，反得其相胜之脉，则死矣。得其相生之脉，则病已矣。"

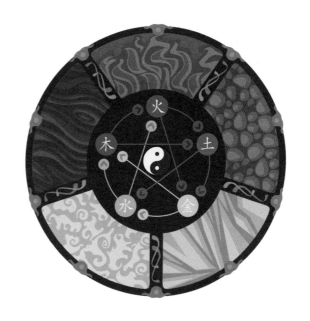

脏象学说识五脏六腑

脏象学说与脏腑

脏象又作藏象。藏，指隐藏于体内的脏器。象，可以理解为两方面，一指脏腑的解剖形态，二指脏腑的生理病理表现于外的征象。

"象"是"藏"的外在反映，"藏"是"象"的内在本质，两者结合起来就叫作"藏象"。藏通"脏"。总的来说，脏象是人体脏腑的生理活动及病理变化反映于外的征象。中医学将此作为判断人体健康和诊断、治疗疾病的依据。

脏象学说是研究脏腑形体官窍的形态结构、生理活动规律及其相互关系的学说。它认为人体是以心、肝、脾、肺、肾五脏为中心，以胆、胃、大肠、小肠、膀胱、三焦等六腑相配合，以气血精津液为物质基础，通过经络内而五脏六腑，外而形体官窍所构成的五个功能活动系统。

脏腑是人体五脏（心、肺、脾、肝、肾）、六腑（胆、胃、大肠、小肠、膀胱、三焦）和奇恒之府（脑、髓、骨、脉、胆、女子胞）的总称。但中医学研究脏腑主要不是从解剖学的脏腑实体器官出发，而是以整体功能为基础，以显现于外的功能现象和联系为基础来确定脏腑的概念。因此，脏腑是一个形态与功能的综合概念，不仅具有解剖学意义，而且更重要的是一个人体的功能模型。

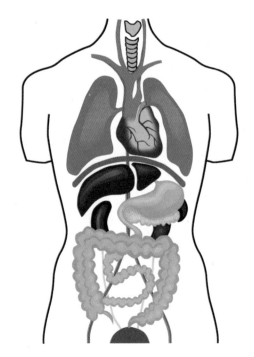

脏象学说的内容主要为脏腑、形体和官窍等。五脏是生命活动的中心，六腑和奇恒之府均隶属于五脏。因此，五脏理论是脏象学说中最重要的内容。脏象学说贯穿在中医学的解剖、生理、病理、诊断、治疗、方剂、药物、预防等各个方面，在中医学理论体系中处于十分重要的地位。

❀ 心

心位于胸腔偏左，膈之上，肺之下，圆而下尖，形如倒垂未开之莲蕊，外有心包卫护。心与小肠、脉、面、舌等构成心系统。心，在五行属火，为阳中之阳脏，主血脉，藏神志，为五脏六腑之大主、生命之主宰。心与四时之夏相应。

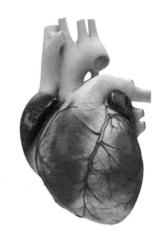

脏象学说中的心，在中医文献中有血肉之心和神明之心之别。血肉之心，即指实质性的心脏；神明之心是指脑接受和反映外界事物，进行意识、思维、情志等精神活动的功能。

01 心的生理功能

心主血脉：是指心气推动血液在脉管中循环运行的功能。心主血脉功能的正常发挥，首先有赖于心之阳气的充沛。心之气、心之阳激发推动着心脏搏动，维持着正常的心力、心率和心律，血液才能在血脉中运行于全身上下，充分发挥其营养作用。其次是血液充盈。全身有效循环血量的充足，也是心脏正常搏动、血液运行的前提之一。第三是脉道通利。脉管富有弹性并畅通无阻，是保障心主血脉功能正常的基本条件之一。当然，肺之助心行血、肝之主疏泄调畅气机，以及宗气的盛衰，均与心主血脉的功能密切相关。

心主神志：心所主之神志是指人们的精神、意识、思维活动。这是说，在正常情况下，心接受和反映外界事物，进行精神、意识、思维活动。从中医学的整体观念来看，人体的一切精神意识思维活动，都是脏腑生理功能的反映。

而心主血脉，心脏运送血液以营养全身，并为自身提供生命活动必要的物质，所以可以说血液是神志活动的物质基础。因此，当心主血脉的功能发生异常时，也必然会出现神志的改变。

02 心与疾病诊断

心脏有规律地跳动，与心脏相通的脉管亦随之产生有规律的搏动，称之为"脉搏"。中医通过触摸脉搏，来了解全身气血的盛衰，作为诊断疾病的依据之一，称之为"脉诊"。在正常生理情况下，心脏的功能正常，气血运行通畅，全身的功能正常，则脉搏节律调匀，和缓有力。否则，脉搏便会出现异常改变。我们将会在第二章的切诊（脉诊）中具体介绍脉搏的异常改变。

心脏功能正常，则心脏搏动如常，脉象和缓有力，节律调匀，面色红润光泽。若心脏发生病变，则会通过心脏搏动、脉搏、面色等方面反映出来。如心气不足，血液亏虚，脉道不利，则血液不畅，或血脉空虚，而见面色无华，脉象细弱无力等，甚则发生气血瘀滞，血脉受阻，而见面色灰暗，唇舌青紫，心前区憋闷和刺痛，脉象结、代、促、涩等。因此，我们可以综合心脏搏动、脉搏、面色等方面来诊断心系疾病。

心主神志的生理功能正常，则精神振奋，神志清晰，思维敏捷，对外界信息的反应灵敏和正常。如果心主神志的生理功能异常，不仅可以出现精神意识思维活动的异常，如失眠、多梦、神志不宁，甚至谵狂，或反应迟钝、精神萎靡，甚至昏迷、不省人事等，而且还可以影响其他脏腑的功能活动，甚至危及生命。

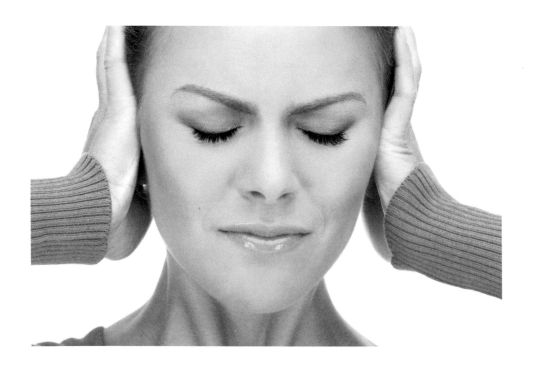

肺

肺，位居胸中，左右各一，呈分叶状，质疏松。与心同居膈上，上连气管，通窍于鼻，与自然界之大气直接相通。与大肠、皮、毛、鼻等构成肺系统。在五行属金，为阳中之阴脏。主气司呼吸，助心行血，通调水道。在五脏六腑中，位居最高，为五脏之长。肺与四时之秋相应。

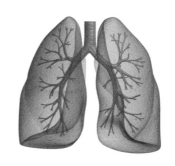

01 肺的生理功能

肺主气： 包括主呼吸之气和主一身之气两个方面。肺主呼吸之气是指肺通过呼吸运动，吸入自然界的清气，呼出体内的浊气，实现体内外气体交换的功能。肺主一身之气是指肺通过呼吸而参与气的生成和调节气机的作用。

肺主一身之气主要体现在两个方面：一是肺参与一身之气的生成，特别是宗气的生成。宗气上出喉咙，以促进肺的呼吸运动；贯通心脉，以行血气而布散全身，以温养各脏腑组织和维持它们的正常功能活动，在生命活动中占有重要地位，所以肺起到主一身之气的作用。二是肺有节律地一呼一吸，对全身之气的升降出入运动起着重要的调节作用。

肺朝百脉： 是指全身的血液，都要通过经脉而流经于肺，通过肺的呼吸进行气体交换，然后再输布全身。肺朝百脉的生理作用为助心行血。肺主一身之气，贯通百脉，调节全身的气机，故能协助心脏主持血液循环。所以，血液的运行，亦有赖于肺气的敷布和调节。

肺主行水： 指肺的宣发和肃降对体内水液输布、运行和排泄的疏通和调节作用。肺气宣发，一是使水液迅速向上向外输布，布散到全身，外达皮毛，以充养、润泽、护卫各个组织器官。二是使经肺代谢后的水液，通过呼吸、皮肤汗孔蒸发而排出体外。肺气肃降，使体内代谢后的水液不断地下行到肾，经肾和膀胱的气化作用，生成尿液而排出体外，保持小便的通利。

肺主宣发肃降： 肺主宣发是指肺气向上升宣和向外布散的功能。肺通过本身的气化作用，通过肺的呼吸，排出肺和呼吸道的痰浊，以保持呼吸道的清洁。其次，肺将脾转输来的津液和水谷精微布散到全身，濡养机体。肺还能将代谢后的津液化为汗珠，由汗孔排出体外。

　　肺主肃降是指肺气清肃、下降的功能。即前面我们提到的吸入清气，呼出浊气，吐故而纳新。肺的位置相对于肾而言，位于人体内部之上，可以说是水之上源，要把上面的水运到下面，就要通过肺气的肃降。肺气的肃降功能把水液代谢的产物向下输送到膀胱，再经膀胱的作用就可以排出体外。

02 肺与疾病诊断

　　肺司呼吸的功能正常，则气道通畅，呼吸调匀。如果病邪犯肺，影响肺的呼吸功能，就会出现咳嗽、喘促、呼吸不利等症状。

　　肺主一身之气的功能失常，会影响宗气的生成和全身之气的升降出入运动，表现为少气不足以息、声低气怯、肢倦乏力等气虚之候。

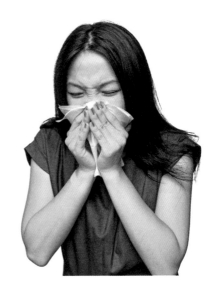

　　肺助心行血的作用，说明了肺与心反映了气和血的密切关系。若肺气虚衰，不能助心行血，就会影响心主血脉的生理功能，而出现血行障碍，如胸闷心悸、唇舌青紫等症状。

　　如果肺气宣降失常，失去行水的职能，水道不调，则可出现水液输布和排泄障碍，如痰饮、水肿等。

　　肺气失于宣散，又会出现呼吸不利、胸闷、咳嗽，以及鼻塞、喷嚏和无汗等症状。肺气失于肃降，则可出现呼吸短促、喘促、咳痰等肺气上逆之候。

　　肺与四时之秋相应，提到秋天，我们想到最多的就是干燥，这时燥邪侵袭人体，耗伤肺的阴津，就会出现干咳、皮肤和口鼻干燥等症状。

❖ 肝

肝位于腹部，膈之下，右胁下而偏左。与胆、目、筋、爪等构成肝系统。主疏泄、藏血，喜条达而恶抑郁，体阴用阳。在五行属木，为阴中之阳。肝与四时之春相应。

01 肝的生理功能

肝主疏泄：是指肝具有疏通、调畅全身气机的生理作用。

1.疏调气血：肝对全身气机的疏通、调畅，促使全身之气通而不滞，散而不郁。气血调和，经络通利，则脏腑器官功能旺盛和谐。

2.调节情志：人的正常情志活动以气血的正常运行为基础。而肝主疏泄，调畅气机，促进血液运行，进而发挥调节情志的作用。

3.促进消化：脾胃的正常消化功能则主要取决于脾的升清和胃的降浊之间的协调平衡。而肝的疏泄功能，能促进脾气的健升，使水谷精微得以上归心肺；又能使胃气和降，推动初步消化之食物下达小肠。

4.通利水道：水液在体内的输布运行，是通过脾的运化、肺的宣发肃降、肾的蒸腾气化，以三焦为通道而布达全身。肝的疏泄功能，既可调畅肺、脾、肾三脏气机，促进三脏调节水液的功能，又能通利三焦疏通水道，使水液通达全身，运行无阻。

5.调理生殖：肝之疏泄得宜，在男子表现为适时的性欲勃发和泄精，在女性表现为排卵、月经适时，性欲正常。

肝主藏血：肝贮藏一定数量的血液，一方面可滋养肝脏本身，保持肝体柔和；另一方面，血属阴，可制约肝的阳气，使之勿升动太过。肝可调节人体各部分血量的分配，一是人体活动时，通过肝的疏泄功能，借助肝升发之气的推动，将贮藏于肝的血液向机体外周输送，以满足生理活动的需要。二是调节冲任二脉之血量，控制女子月经来潮。三是肝藏之血，输送至肾并化为肾精。

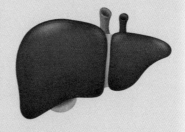

1.肝的疏泄功能失常，常表现为疏泄不及和疏泄太过。

疏泄不及，通常称为"肝气郁结"，表现为胸胁、乳房、少腹等部位胀满疼痛不适、纳呆食少、腹胀、便溏等，妇女可见痛经，月经不调，甚则闭经。在情志变化上则以抑郁为主，如孤僻寡欢，多愁善感，嗳气叹息，甚则沉默痴呆，表情淡漠等。肝疏泄不及，胆汁排泄障碍，则可见食欲不振、厌食油腻、腹胀、便溏等症。肝疏泄不及，气血不能充养宗筋，则可见性欲低下，男子还可见阳痿、早泄等，女子可见月经失调甚或闭经等。

疏泄太过，表现为头胀头痛，面红目赤，胸胁胀满，烦躁易怒等症状，甚则血随气逆，导致吐血、咯血等出血证，或突然昏仆。情志变化上以兴奋为主，如烦躁易怒，失眠多梦，甚则妄言失志，喧闹不宁，斥骂、呼叫、号哭等。肝木乘脾，则可见肠鸣矢气、腹痛欲泻、泻后痛减等症；肝气犯胃，胃失和降，多表现为嗳气、呃逆、恶心、呕吐、嘈杂、吞酸、厌食、胃脘胀痛等症。肝疏泄太过，肝火上逆，可致胆汁上逆或外溢，而见口苦、呕吐黄绿苦水或黄疸。

肝失疏泄，还会导致肺、脾、肾气化不利，三焦水道不畅，水液输布障碍，而酿湿生痰或水湿停聚、泛溢，表现为梅核气、瘿瘤、瘰疬、水肿、鼓胀、癃闭等。

2.肝藏血不足，不能满足人体生理活动的需要，则会表现出一系列血虚的病理变化，如血不养目，则两目昏花、干涩，甚至夜盲；血不养筋，则筋脉拘急，屈伸不利，肢体麻木；不能充盈冲任，则女子月经量少，甚则闭经等。肝不藏血可发生出血倾向的病理变化，如吐血、月经过多、崩漏等。

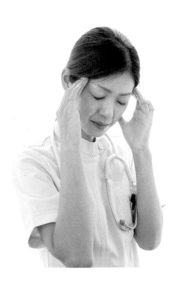

❖ 脾

脾位于腹腔上部，膈之下，与胃以膜相连，"形如犬舌，状如鸡冠"，与胃、肉、唇、口等构成脾系统。主运化、统血，输布水谷精微，为气血生化之源，人体脏腑百骸皆赖脾以濡养，故有后天之本之称。在五行属土，为阴中之至阴。脾与四时之长夏相应。

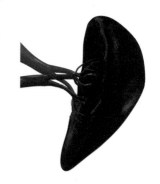

01 脾的生理功能

脾主运化：运，即转运、输送；化，即消化、气化。一般有脾主运化的生理作用，划分为运化食物和运化水液两个方面。

1.运化食物：食物经胃的受纳腐熟，被初步消化后，变为食糜下送于小肠进一步消化。食物的消化须经脾气的推动和脾阳的温煦，才能将食物转化为精微物质，然后经脾气的激发作用由小肠吸收，再由脾气的转输作用输送到其他四脏，转化为精、气、血以濡养全身。

2.运化水液：水饮摄入于胃，历经小肠、大肠，在脾的作用下，吸收其中的精华部分生成津液，并借助脾的升达之性，将津液上输于肺，通过肺的宣发肃降而敷布全身。同时，脾居于中焦，还转输由肺肃降下达于肾的津液和由肾蒸腾上行于肺的津液，而为水液升降输布的枢纽。所以，脾是参与体内水液代谢的重要器官之一。脾气健旺，运化水液功能正常，则既确保了对水液的充分吸收，又促使水液在体内及时输布代谢，而不致积聚潴留形成水湿痰饮等病理产物。

脾主生血统血：脾主生血，指脾有生血的功能。脾主统血，指脾具有统摄血液，使之在经脉中运行而不溢于脉外的功能。

1.脾主生血：脾运化的水谷精微，经过气化作用生成血液。脾气健运，化源充足，气血旺盛则血液充足。

2.脾主统血：脾统血的作用是通过气摄血作用来实现的。脾为气血生化之源，气为血帅，血随气行。脾的运化功能健旺，则气血充盈，气能摄血；气旺则固摄作用亦强，血液也不会逸出脉外而发生出血现象。

> **脾主升清：**是指脾具有将水谷精微等营养物质吸收并上输于心、肺、头目，再通过心肺的作用化生气血，以营养全身，并维持人体内脏位置相对恒定的作用。脾的升清功能正常，水谷精微等营养物质才能正常吸收和输布，气血充盛，人体生机盎然。同时，脾气升发，又能使机体内脏不致下垂。

02 脾与疾病诊断

当脾阳亏虚，或邪气困脾，脾失健运，则对食物的消化吸收功能产生障碍，从而出现食欲不振，食后腹胀，大便溏泄等症状。而对食物的消化吸收功能障碍又会造成全身性营养障碍，表现出精神委顿，四肢无力，肌肉消瘦等症状。

脾失健运而水湿为患者，称为"湿困脾土"，可见头重如裹、脘腹胀闷、口黏不渴等症。若脾气虚弱，健运无权而水湿停聚者，称"脾病生湿"（脾虚生湿），可见肢倦、纳呆、脘腹胀满、痰饮、泄泻、水肿等。

因脾失健运，阳气虚衰，不能统摄血液，血不归经而导致出血者称为脾不统血，临床上表现为皮下出血、便血、尿血、崩漏等，尤以下部出血多见。

如脾气不能升清，则水谷不能运化，气血生化无源，可出现神疲乏力、眩晕、泄泻等症状。脾气下陷（又称中气下陷），则可见久泄脱肛甚或内脏下垂等。

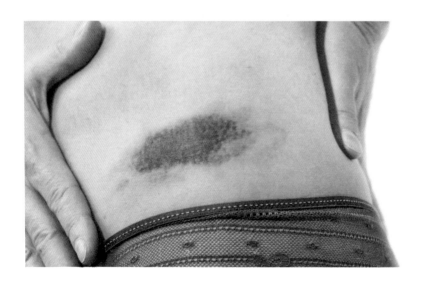

🌸 肾

肾位于腰部脊柱两侧，左右各一，右肾微下，左肾微上，外形椭圆弯曲，状如豇豆。与膀胱、骨髓、脑、发、耳等构成肾系统。主藏精，主水液，主纳气，为人体脏腑阴阳之本，生命之源，故称为先天之本；在五行属水，为阴中之阳。在四时与冬季相应。肾在体合骨，开窍于耳与二阴，其华在发，在液为唾；肾舍志，在情志为恐。

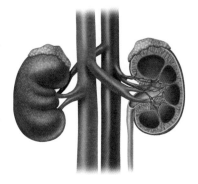

01 肾的生理功能

肾藏精： 是指肾具有摄纳、贮存、封藏人身精气的作用。精的含义与生理功能将会在下一节中具体介绍。

肾精能够化生肾气与元气，肾气能促进肾精之生成并固摄肾精。肾中精气具有促进机体生长发育及生殖功能的作用。肾中精气的盛衰决定着机体的生、长、壮、老，故齿、骨、发的发育状态及生殖能力的强弱是肾中精气盛衰的标志。

肾藏精，精能生髓，精髓可以化而为血，所以有血之源头在于肾之说。肾精还具有抵御外邪而使人免于疾病的作用。

肾主水液： 是指肾主持和调节人体水液代谢的功能，称作肾的"气化"作用。在人体水液代谢的过程中，肾的蒸腾气化使肺、脾、膀胱等脏腑在水液代谢中发挥各自的生理作用。被脏腑组织利用后的水液从三焦下行而归于肾，经肾的气化作用分为清浊两部分。清者，再通过三焦上升，归于肺而布散于周身；浊者变成尿液，下输膀胱，从尿道排出体外，如此循环往复，以维持人体水液代谢的平衡。

肾主纳气： 是指肾有摄纳肺吸入之气而调节呼吸的作用。人体的呼吸运动，虽为肺所主，但吸入之气，必须下归于肾，由肾气为之摄纳，呼吸才能通畅、调匀。只有肾气充沛，摄纳正常，才能使肺的呼吸均匀，气道通畅。

肾主一身阴阳： 肾藏先后天之精，肾精化为肾气，其中对机体有温煦、激发、兴奋、蒸化、封藏和制约阴寒等作用者称为肾阳，亦称为元阳、真阳、真火；对机体有滋润、宁静、成形和抑制阳热等作用者称为肾阴，亦称元阴、真阴、真水。肾阴和肾阳，二者之间相互制约、相互依存、相互为用，维持着人体生理上的动态平衡。

02 肾与疾病诊断

肾精不足，在婴幼儿表现为生长发育不良，出现五迟（立、行、齿、发、语迟）、五软（头项软、口软、手软、足软、肌肉软）等；在青壮年可表现为生殖能力下降，男子精少不育，女子经闭不孕，性功能低下，以及头发稀疏、早白、少光泽，牙齿枯槁、松动、脱落，骨质疏松易骨折，耳鸣耳聋，健忘恍惚等早衰之象。

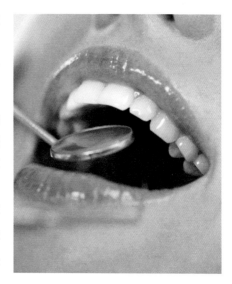

肾主水功能失调，气化失常，关门不利，关多开少，小便的生成和排泄发生障碍可引起尿少、水肿等病理现象；若开多关少，又可见尿多、尿频等症。

如果肾的纳气功能减退，摄纳无权，吸入之气不能归纳于肾，就会出现呼多吸少、吸气困难、动则喘甚等肾不纳气的病理变化。

肾阳不足，温煦兴奋功能失职，产热减少，全身功能衰退，则表现出精神萎靡，畏寒肢冷，腰膝酸软冷痛，另一方面表现为生殖功能的障碍，男性可见阳痿不举、精冷，女性可见宫寒不孕、性欲减退；蒸化失职，则水液不化而见水肿、尿少或癃闭；封藏失职，可见尿频清长，遗尿，男性早泄滑精，女子带下清冷等。

肾阴不足，形体失于滋润，可见腰膝酸软，耳鸣眩晕，口咽干燥，健忘，齿松发脱，女子经少或闭经；阴不制阳，虚热内生，则见五心烦热，骨蒸潮热，失眠，颧红盗汗；热扰精室及血室，则表现为遗精、早泄或崩漏；阳热相对偏亢，性功能虚性亢奋，则见阳事易兴，女子梦交，性欲亢进。

六腑

六腑，是胆、胃、小肠、大肠、膀胱、三焦的总称。六腑的生理特性是受盛和传化水谷，具有通降下行的特性。每一腑都必须适时排空其内容物，才能保持六腑通畅，功能协调，故有"六腑以通为用，以降为顺"之说。若通和降得太过与不及，均属于病态。

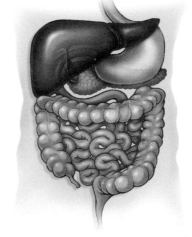

胆：与肝相表里，胆贮藏排泄胆汁，主决断，调节脏腑气。

胆汁的生成和排泄，受肝的疏泄功能的控制和调节，肝的疏泄功能正常，则胆汁的分泌排泄畅达，脾胃运化功能健旺。

若肝的疏泄功能失常，胆汁的分泌排泄受阻，则会出现厌食、腹胀、腹泻等症状；若湿热蕴结肝胆，使肝失疏泄，胆汁外溢，浸渍肌肤，则发为黄疸，出现目黄、身黄、小便黄等症状；若湿热浊邪滞留胆系，久经煎熬，尚可形成砂石，阻闭气机，则出现右胁胀痛或痛引肩背不适，甚或局部剧烈绞痛；若胆气上逆，则可见口苦、呕吐黄绿苦水等症状。

胆主决断，指胆在精神意识思维活动中，具有判断事物、做出决定的作用。一般来说，胆气壮盛之人，勇于决断，外界的精神刺激对其所造成的影响较小，而且恢复也较快。胆气虚怯之人，优柔寡断，百虑不决，在受到不良精神刺激的影响时，则易于出现胆怯易惊、善恐、失眠、多梦等精神情志异常的病变。

胃：主受纳、腐熟水谷，以通降为顺，与脾相表里，脾胃常合称为后天之本。

胃主受纳和腐熟水谷，是指胃具有接受和容纳饮食物，并将其初步消化，形成食糜的作用。胃的受纳和腐熟功能正常，则食欲旺盛，精、气、血、津液的化生有源。

胃的受纳失常，则见食欲不振、胃脘胀满等症状；若胃的受纳、腐熟功能过亢，则见消谷善饥等症；若胃的腐熟功能减退，则见完谷不化、消化不良、泄泻等症。

胃主通降，是指胃气具有保持通畅下降运动的趋势，使食糜下行入肠道和排泄糟粕的作用。胃失和降，必然影响受纳，可见纳呆、厌食等症；同时由于浊气在上而见口臭、脘腹胀闷、疼痛等症状。若胃气不降反而上逆，则出现恶心、呕吐、呃逆、嗳气等症；甚或影响六腑系统的通降，出现腹胀疼痛、大便秘结等症。

小肠：主受盛化物和泌别清浊。与心相表里，属火、属阳。

小肠主受盛化物，是指小肠接受胃腑下传的食糜，并对其进一步消化和吸收精微的功能。若小肠受盛化物的功能失常，可出现消化不良以及腹胀、腹痛、泄泻等症。

泌别清浊，是指小肠将经过消化的食糜分为精微（包括水分）和残渣两部分，吸收精微物质和水分，把食物残渣下送大肠的作用。

若小肠泌别清浊功能失职，不仅影响水谷精微的化生和吸收，还可因清浊不分，水液与糟粕混杂而导致二便的异常，表现为便溏泄泻、小便短少色黄等。

大肠：主传化糟粕和吸收津液。属金、属阳。

大肠接受经过小肠泌别清浊后剩余的食物残渣与水液，吸收其中多余的水分，形成粪便，传送至大肠的末端，经肛门有节制地排出体外。大肠传化糟粕的功能失常，主要表现为排便的异常，常见大便秘结或泄泻。若湿热蕴结大肠，大肠传导失常，还可见腹痛、里急后重、下痢脓血等。若大肠通降失职，糟粕内结，肠道壅塞不通，还会出现口臭、腹胀、腹痛、便秘等症。

大肠主津是指大肠接受小肠下注的食物残渣，再吸收其中剩余的水分，在一定程度上影响水液的代谢。若大肠虚寒，无力吸收水分，或传导加速，水分来不及吸收，则水谷相杂而下，出现肠鸣、腹痛、泄泻等；大肠实热，水分消耗，或传导过慢，水分吸收过多，津液干涸，肠道失润，可出现大便秘结。

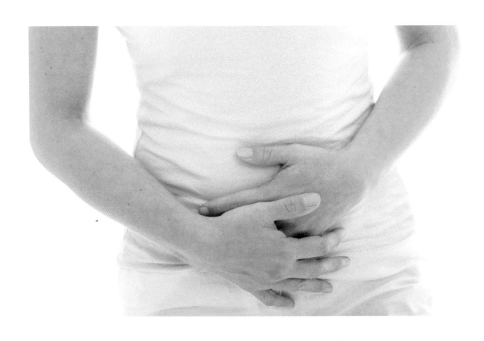

膀胱：主贮存尿液及排泄尿液，与肾相表里，在五行属水，其阴阳属性为阳。

尿液贮存于膀胱，达到一定容量时，通过肾的气化作用，适时有度地排出体外。膀胱的贮尿、排尿功能，有赖于肾气的蒸化和固摄作用。若肾的气化失司，则膀胱不利，可见排尿不畅，甚则癃闭。若肾气不固，则膀胱失约，可见遗尿、小便余沥，甚或小便失禁。

三焦：为上焦、中焦、下焦的合称，为六腑之一，属脏腑中最大的腑，又称外腑、孤脏。主升降诸气和通行水液，在五行属火，其阴阳属性为阳。

三焦是机体水液输布运行与排泄的通道。人体水液的输布和排泄，是由肺、脾、肾等脏的协同作用来完成的，但必须以三焦为通道，以三焦通行元气为动力，才能正常地升降出入运行。若三焦水道不利，则肺、脾、肾等脏输布调节水液代谢的功能也将难以实现，从而出现尿少、水肿等病变。

奇恒之府

脑、髓、骨、脉、胆、女子胞，总称为奇恒之府。奇恒即不同于平常。奇恒之府的形态似腑，多为中空的管腔性器官，而功能似脏，主藏阴精。

脑：为精髓和神明汇集发出之处，支配精神意识思维活动，又称为"元神之府"。脑的主要生理功能是主宰生命活动、主管精神活动和主感觉运动。

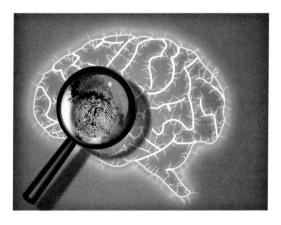

人的呼吸、心跳等生理活动都是由脑所主宰和调节的。若脑的功能失常，则会导致脏腑组织功能紊乱，生命活动障碍而百病由生，甚或危及生命。

脑与精神活动密切相关，脑主精神活动正常，则精神饱满，意识清楚，思维敏捷，记忆力强，语言清晰，情志正常；若精髓亏虚，脑海不足，则出现精神萎靡，反应迟钝，记忆力衰减，或狂躁易怒，神志错乱，甚至意识不清，晕厥或昏迷等症。

头部的眼、耳、口、鼻、舌等是五脏的外窍，皆与脑相通。所以人的视、听、言、嗅、动等，都与脑有密切的关系。同时，脑为元神之府，主宰人的肢体运动。故髓海充盈，脑主感觉运动功能正常，则视物清晰、听觉聪敏、嗅觉灵敏、感觉如常、语言流畅、肢体运动轻劲多力；反之，若脑主感觉运动功能失常，则会出现视物不清、听觉失聪、嗅觉不灵、感觉障碍、步履艰难、语言謇涩、运动乏力、懈怠安卧等症。

髓：髓由先天之精所化生，由后天之精所充养，有养脑、充骨、化血的功能。髓的主要生理功能是充养脑髓、滋养骨骼和化生血液。

先天不足或后天失养，以致肾精不足，不能生髓充脑，可以导致髓海空虚，出现头晕耳鸣、两眼昏花、腰胫酸软、记忆减退，或小儿发育迟缓、囟门迟闭、身体矮小、智力动作迟钝等症状。

髓藏在骨中，骨依赖于髓的营养。精能生髓，髓能养骨，所以肾精充足，骨髓生化有源，骨骼得到骨髓的滋养，则生长发育正常，能保持其坚刚之性。若肾精亏虚，骨髓失养，就会出现骨骼脆弱无力，或发育不良等。

精血可以互生，精生髓，髓亦可化血。骨髓可以生血，精髓为化血之源。若肾精亏虚，骨髓生血不足，则会出现贫血、闭经等症状。

女子胞：又称胞宫、子宫、子脏、胞脏、子处、血脏，位于小腹正中部，是女性的内生殖器官，有主持月经和孕育胎儿的作用。

月经是女子生殖细胞发育成熟后周期性子宫出血的生理现象。月经的产生，是脏腑气血作用于胞宫的结果。胞宫的功能正常与否直接影响月经的来潮，所以胞宫有主持月经的作用。

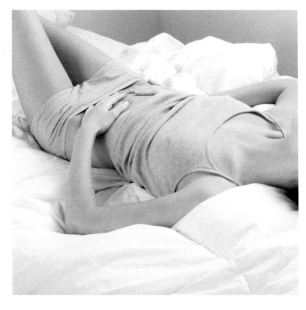

月经来潮后，女子胞就具有生殖和养育胎儿的能力。受孕以后，月经停止来潮，脏腑经络气血皆下注于冲、任二脉，到达女子胞以养胎，促进胎儿发育，直至胎儿发育成熟而分娩。此外，女子胞还主生理性带下，所以说女子胞是女性经、带、胎、产等功能活动的重要器官。

人体的物质基础：精、气、血、津液

❖ 精的含义与功能

在中医学中，精的含义有广义与狭义之分：广义之精，泛指构成人体和维持生命活动的精微物质，包括精、血、津、液在内。狭义的精，指肾藏之精，即生殖之精，是促进人体生长、发育和生殖功能的基本物质。

01 精的来源

从精的来源来看，可分为先天之精和后天之精。先天之精，包括原始生命物质，以及从母体所获得的各种营养物质，主要秘藏于肾。后天之精来源于饮食水谷，又称为"水谷之精"。先天之精要不断得到后天之精的充养才能维持正常的生理功能，而后天之精的生成要靠先天之精的活力资助。因此，无论是先天之精还是后天之精的匮乏，均能产生精虚的病理变化。

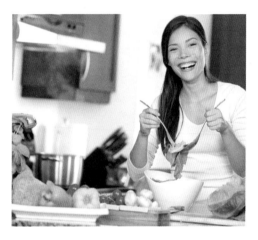

02 精的功能

生长发育：精是胚胎形成和发育的物质基础。在胚胎至胎儿的生长成熟时期，精既是构成人体各组织器官的主要物质基础，又是促进胎儿生长发育的重要物质。人出生之后，随着肾精的不断充盛，人体不断生长发育直至成熟，然后随着肾精的不断衰少，人体不断衰老。因此，随着人体之精由盛到衰的变化，人体呈现出生、长、壮、老、已的生命规律。若肾精充盛，则人体生长发育正常；若肾精不足，则出现生长发育的迟缓或早衰。

繁衍生殖： 生殖之精是繁衍后代的物质基础，而肾精是产生生殖之精的物质基础。先天之精与经过脏腑代谢后的后天之精共同贮藏于肾中，组成肾精，随着肾精的不断充盛，化生肾气以促进形体的生长发育，到一定年龄即产生天癸这种物质，后者具有促进人体生殖器官发育成熟和生殖能力的作用，使新的个体又具备了生殖功能。所以，肾精充足，则生殖能力强；肾精不足，则会导致生殖能力的下降。

濡养脏腑： 水谷之精不断地为全身脏腑组织提供营养，其富余部分则归藏于肾，储以备用。肾中之精一方面不断贮藏，另一方面又不断地向全身输送，如此生生不息，维持着精在脏腑组织之间分布的协调平衡，促进着各脏腑组织的功能活动。

生髓化血： 肾藏精，精生髓，脑为髓海。肾精充盈，则髓之生化有源而充满。一方面脑得到髓的滋养，则元神功能得以正常发挥，表现出意识清楚、思维灵敏、语言清晰等；另一方面，骨得到髓的滋养，则骨骼健壮、运动灵活有力。由于齿为骨之余，也依赖肾精所生之髓的充养，故肾精充足则牙齿坚固而有光泽。若肾精亏虚，不能生髓，髓海不足，则头昏神疲，智力减退；骨骼失养，则骨软无力，牙齿松动脱落。

精也是生成血液的重要物质，一方面水谷之精通过心肺的气化作用而化生为血液；另一方面，精生髓，髓可以化生血液，精足则血旺，精亏则血虚，故有"精血同源"之说。

生气化神： 精作为构成人体和维持人体生命活动的有形精微物质，其维持生命活动的形式之一就是精化气的转化过程。精足则正气旺盛，抗病力强，不易受病邪侵袭。精能化神，是指精也是神志活动的重要物质基础。不管是人体整体生命活动的广义之神，还是人体心理活动的狭义之神，其产生都离不开精这一生命活动的基本物质。

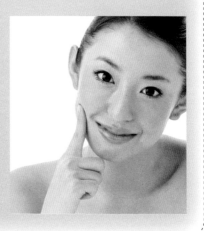

✿ 气的含义与功能

中医学认为，气是构成人体的最基本物质，也是维持人体生命活动的最基本物质。生命的基本物质，除气之外，尚有血、津液、精等，但血、津液和精等均是由气所化生的。所以说，气是构成人体和维持人体生命活动的最基本物质。

01 气的来源

人体之气主要来源于先天之精所化生的先天之气、水谷之精所化生的水谷之气和自然界的清气，三者结合而成为一身之气。

先天之气禀受于父母，主要指形成胚胎时受之于父母的先天之精所化生的元气，它是推动人体生长发育的原动力，也是后天之气产生的根本；其次，先天之气也包括胎儿在生长发育过程中从母体摄取的水谷精气及自然界的清气。

后天之气是指小儿出生后所获得的水谷之气和自然界清气。水谷之气来源于饮食，通过脾胃的运化作用，化生为水谷之气，布散全身后成为人体之气的重要组成部分。

自然界的清气，要靠肺的呼吸功能和肾的纳气功能才能吸入体内，清气参与宗气的生成，并且不断吐故纳新，促进人体代谢活动，因而也是人体之气生成的重要来源。

气的生成，一者靠肾中精气、水谷精气和自然界清气供应充足；二者靠肺、脾胃、肾三脏功能正常。

02 气的分类

根据组成、分布部位和功能的不同，气又可以分为元气、宗气、营气和卫气四种。

1.元气：又名原气，是人体最基本、最重要的根源于肾的气，包括元阴和元阳。由肾中精气所化生，依赖后天水谷精微物质培养。

主要功能：①推动人体的生长、发育。机体的生、长、壮、老、已，都与肾中精气的盛衰密切相关。②激发、调节各脏腑、经络等组织器官的生理功能，是人体生命活动的原动力。

2.宗气：由清气和水谷精气结合而成，聚于胸中之气。由肺从自然界吸入的清和脾胃所化生的水谷精微之气组成。宗气积聚于胸中，贯注于心和肺，从肺而出，行走呼吸道；贯注于心的，则经心脏注入血脉中，推动气血运行。

主要功能：①帮助呼吸，凡声音、呼吸的强弱，均与宗气的盛衰有关。常听到人们称赞对方声音洪亮，都会讲"宗气足"。②帮助心脏推动气血运行。

3.营气：行于脉中，具有营养作用之气。由于行于脉中，可化生血液，与血液不可分离，故又称"营血"。因行于脉中，与卫气相对而言，在内属阴，故又称"营阴"。营气由脾胃所化生的水谷精气生成，通过十二经脉和任督二脉运行全身，贯注五脏六腑。

主要功能：①化生血液，营气注入脉中，成为血液的组成部分。②营养全身，为各脏腑、经络等生理活动提供营养物质。

4.卫气：行于脉外，起保护作用之气。因行于脉外，属阳，故又称"卫阳"。也是来自脾胃所化生的水谷精微之气。

主要功能：①温养作用，维持人体体温，保证机体生命活动的正常进行。②调节作用，卫气统管汗孔的开合，调节汗液的排泄，维持体温的相对恒定，调节气血，维持机体内外环境的阴阳平衡。③防御作用，肌肤毛发是机体的第一道防御屏障，通过卫气温养肌肤毛发，调节汗孔开合，使肌肤致密，充分发挥其防御功能。④与人体睡眠有关，当卫气行于体内时，人便入睡；当卫气出于体表时，人便醒来。如卫气行于体表的时间过长则少眠，行于体内的时间过长则多眠。

❖ 血的含义与功能

血，是循行于脉中的富有营养和滋润作用的红色液态物质，也是构成人体和维持人体生命活动的基本物质之一。血与气相对而言，属性为阴，故又称为"阴血"。由于营气是化生血液的主要物质基础，故又有"营血"之称。

01 血的生成

就物质来源而言，水谷精微和精髓是血液生成的主要物质基础。

脾胃与血液：营气和津液是化生血液的主要成分，而营气和津液都来源于脾胃运化生成的水谷精微，故也将脾胃称为"气血生化之源"。

肝肾与血液：肾与血液生成的关系体现在两个方面，一是肾藏精，精生髓，精髓也是化生血液的基本物质之一；二是肾精所化生的元气，对全身各脏腑功能均有激发和推动作用，从而有助于血液的化生。

肝在血液生成过程中的作用，一是肝的疏泄功能有助于脾胃的运化，对水谷精微的化生有重要作用；二是由于肾精与肝血之间有着相互滋生、转化的同源关系，故肝也参与了肾精化血的过程。

心肺与血液：心肺的生理功能在血液的生成过程中也起着重要作用，脾胃运化水谷精微所化生的营气和津液，由脾上输于心肺，与肺吸入的清气相结合，贯注于心脉，在心气的作用下变化而成血液。

02 血的功能

营养滋润：血液行于脉中，循脉运行全身，对全身各脏腑组织不断地发挥着营养和滋润作用，以维持其正常的生理功能。

神志活动的物质基础：血液濡养着人体脏腑，使脏腑功能强盛，神志活动得以产生和维持。

运载：一是肺吸入体内的清气与脾转输至肺的水谷精微，在肺的气化作用下，渗注于肺脉之中，由血液运载于全身，以发挥其营养作用。另一方面是脏腑组织代谢后所产生的浊气浊物，必须通过血液的运载才能到达于肺，在肺中进行清浊交换，呼出体外。

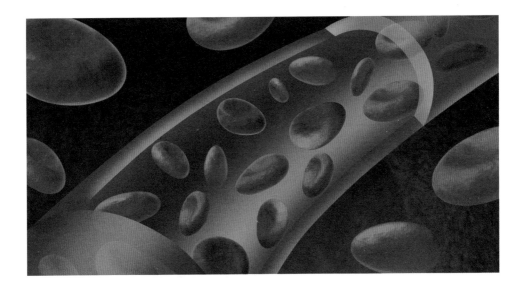

津液的含义与功能

津液是人体一切正常水液的总称。津液包括各脏腑组织的正常体液和正常的分泌物，如胃液、肠液、唾液、关节液等。津液与气相对而言，性质属阴，故也有"阴津""阴液"之称。

01 津液的代谢

津液的生成：津液来源于水谷，主要通过脾胃和大肠、小肠等脏腑的气化活动而生成。津液的生成取决于两方面因素：一是有充足的水饮类食物摄入；二是在脾的主导作用下，经胃、小肠、大肠参与而共同完成。

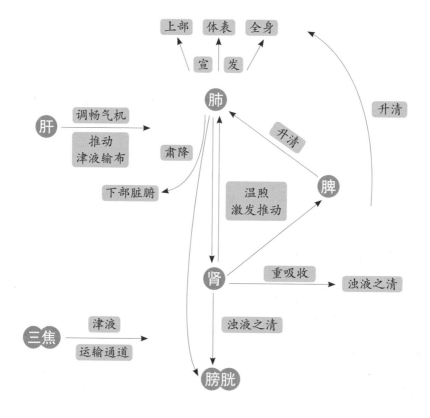

津液的排泄：津液输布于周身，被机体利用后，其剩余的水分和代谢废物的排泄，主要是肺、肾、大肠和膀胱等诸脏腑功能协作的结果，由于尿液是津液排泄的最主要途径，因此肾在津液的排泄中占有极其重要的地位。

滋润濡养：津液中含有大量的水分和一些营养物质，内至五脏六腑，外至筋骨皮毛，无不依赖津液的滋润和濡养。

化生血液：津液是血液的重要组成部分，与营气共同渗注于脉中，化生为血液，循环全身以发挥滋润濡养的作用。

排泄废物：津液经过代谢后，在排出体外的过程中，能把机体代谢所产生的各种有毒废物带出体外，因而起到排泄废物的作用，避免了有毒废物在体内的蓄积，以保证正常的生命活动。

❖ 气血精津液的关系

气、血、津液、精等均是构成人体和维持人体生命活动的基本物质，均赖脾胃化生的水谷精微不断地补充，在脏腑组织的功能活动和神的主宰下，它们之间又相互渗透、相互促进、相互转化。在生理功能上，存在着相互依存、相互制约和相互为用的密切关系。

01 精与气

气能生精、摄精。一方面，气的运动不息能促进精的化生，先天之精要依赖于后天水谷之精的不断充养才能充盛。另一方面，气的固摄作用又能固摄精液，使精聚而充盈，不致无故耗损外泄。

精能化气，藏于肾中的先天之精化为元气，水谷之精可以化生为营气等。精足则人体之气得以充盛，输布到全身各脏腑组织，以促进各脏腑组织的功能活动。同时，在精的滋养作用下，脏腑功能强健，也促进了气的生成。

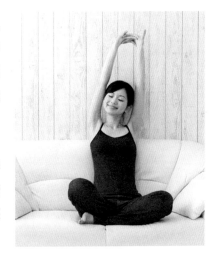

02 精与血

精是化生血液的主要物质，其中包括水谷之精与肾精。一方面，水谷之精通过心肺的气化作用而化生为血液；另一方面，肾精生髓，髓可以化生血液，而且肾精与肝血之间还有着相互滋生、转化的同源关系。

人体的精主要贮藏于肾，要依赖后天水谷之精的不断补充。在其生成和化生的过程中，血液也可转化为精，以不断补充和滋养肾之所藏。

03 气与血

气能生血，一是营气直接参与血的生成，是血液的主要组成部分。二是气的气化功能是血液生成的动力，可促进脾胃从饮食中吸收水谷精微，转化为血液。三是脏腑之气的直接参与，即从水谷精微的化生到心肺将精微物质转化为血液，都不能离开脾、胃、心、肺之气的参与。

气能行血，一是气直接推动血液的运行；二是通过促进脏腑的功能活动，而间接达到推动血液运行的作用；三是气的温煦作用对血液的运行也有促进作用。

气能摄血，脾气充足，发挥统摄作用，使血行脉中而不致逸出脉外，从而保证了血液的正常运行及其濡养功能的发挥。

血能养气，一方面，血液循环流布周身，能够不断地为气的生成和功能活动提供营养，以维持气的正常生理功能。另一方面，与气生成有关的肺、脾、肾等脏，也需要得到血液的濡养，才能不断地化生人体之气。

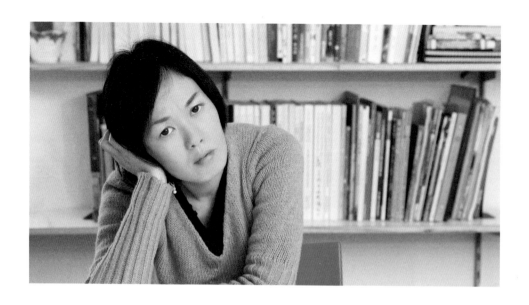

血能载气，由于气的活力很强，运行疾速，极易行而不止、散而不聚，所以必须依附于有形之血，才能正常流通。

04 气与津液

气能生津，津液来源于饮食水谷，饮食水谷经过脾胃的运化、小肠的泌别清浊、大肠的主津等一系列脏腑生理活动后，其中精微的液体部分被人体吸收，化生津液以输布全身。

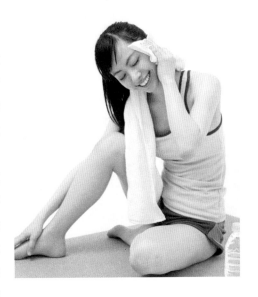

气能行津，津液由脾胃化生后，经过脾、肺、肾、三焦等脏腑之气的推动，将津液输布到全身各处，以发挥其生理功能；又通过气的推动和气化功能，将机体利用后的剩余水分和代谢废物，转化为汗、尿等排出体外，从而使津液的代谢维持生理平衡。

气能摄津，气对津液的固摄是通过各脏腑之气的作用来实现的，如肺卫之气对汗液的调控收摄，脾气、肾气对涎、唾的收摄等。

津能载气，气必须依附于有形的津液，才能存在于体内，输布至全身。尤其是脉外之津液流行贯注，能够运载卫气，使卫气内至脏腑，外达肌表。

津能生气，津液能营养和滋润与气生成相关的肺、脾、胃、肾等脏腑，促进这些脏腑的功能活动，从而保证气的生成正常进行。

05 血与津液

运行于脉中的血液，渗出于脉外便转化为有濡润作用的津液，以濡润脏腑组织和官窍，也可弥补脉外津液的不足。其中部分津液可转化为汗液排出体外，故又有"血汗同源"之说。

血与津液不仅同源互化，而且在运行输布的过程中相辅相成，相互转化，津可入血，血可成津。

人体经络与经络系统

❁ 何谓经络

　　经络，是经和络的总称。经，又称经脉，有路径之意。经脉贯通上下，沟通内外，是经络系统中纵行的主干。经络是运行全身气血、联络脏腑形体官窍、沟通上下内外、感应传导信息的通道。

　　经络的功能主要表现在运行全身气血以营养脏腑组织，联络脏腑器官以沟通上下内外，感应传导信息和调节人体各部分功能等方面。

❁ 经络系统的组成

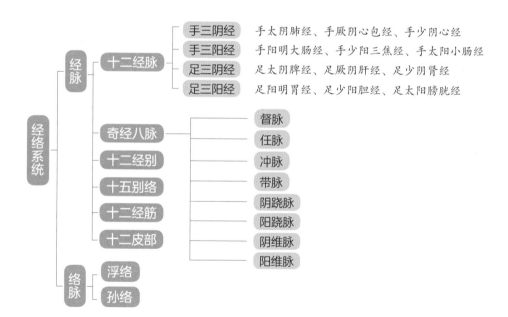

❈ 经络与疾病诊断

由于经络有一定的循行规律，内脏病变常通过经络在相应的部位有所反映，所以可以根据经脉的循行部位以及所联系脏腑的生理和病理特点，来分析各种临床症状，以判断其病位、传变和发展趋势，从而指导疾病诊断。

01 循经辨证，判断病位

经脉各自有其特定的循行部位，因此，可以根据病变发生的部位，结合该部位经脉循行的情况，以推断病变所在的脏腑、经络。如腰部疼痛，多与肾有关；两胁疼痛，多为肝胆疾病；缺盆中痛，常是肺脏的病变。又如，可根据头痛的部位，确定病变所在的经脉，痛在前额，多与阳明经有关；痛在两侧，多属少阳经病变；头后部及项部痛，多与太阳经有关；巅顶疼痛，多为足厥阴肝经之疾患。

02 按察腧穴，判断病位

腧穴是经气聚集的地方，是经络气血通达于体表的特殊部位。当脏腑病变时，病气常可在特定的腧穴等部位有较集中的反映，或表现为压痛，或呈现为结节状、条索状的反映物，或局部皮肤的色泽、形态、温度等发生变化。根据这些病理反应，即可推断疾病的部位。如肝病患者，肝俞穴或期门穴多有压痛；胆病患者，在胆俞穴及胆囊穴附近常有压痛；胃肠疾患者，在胃俞穴及足三里穴会有明显的痛觉异常；长期消化不良者，可在脾俞穴发现异常的变化；肺脏疾病患者，常可在肺俞、中府等穴有压痛。因此，在临床上，常用指压背俞穴、募穴或原穴的方法，通过对其异常改变的了解，以协助诊断疾病。

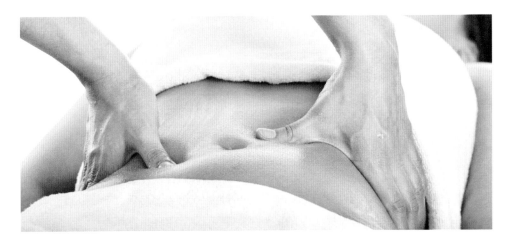

无论是西医还是中医，在进行疾病诊断前，都要先根据疾病出现的各种症状来进行推理判断，得出正确而准确的结论。因此，我们要先做好诊病的基础工作，收集四诊资料，再通过四诊资料进行思考与推理判断。在收集有效的四诊资料的基础上，诊病才能更有理有据。

第二章

诊病基础，
四诊合参

四诊合参，诊病有理有据

四诊，就是望、闻、问、切四种诊断手段；合参，就是把四诊获得的诊断资料，综合分析，由表及里，由此及彼，去粗取精，去伪存真，反复思考，推理判断，得出正确的诊断。

❖ 四诊不能互相取代

四诊有着不同的角度和目的，可以互相联系和印证，而不能互相取代。如患者的发病起因、自觉症状、既往病史等，必须问诊才能得知。患者的声音、气味的变化必须进行闻诊。患者的神色形态的异常，必须进行望诊。患者的脉象和胸腹肢体的变化，又必须进行切诊。

❖ 四诊各有独立性和片面性

四诊，是医生利用自己的感官，获取辨证的资料，有相对的独立性和片面性。

主观因素

医生：由于诊断不认真，观察不仔细，或水平关系，或光线不佳，患者体位不正，或患者不合作，舌苔色、质辨混、辨错；脉的浮、沉、迟、数等脉象评错；把粪块或器官误诊成包块等。

患者：由于某种原因，患者可能把某种相反的虚假情况提供给医生，如疼痛、渴与不渴等自觉症状或大便次数、月经量等可观察而不便观察的症状。病史和以前的治疗情况，可能会存在患者隐瞒病情的情况。还有些患者忘记，或说不清，或提供与事实相反的情况，有些症状述说不准确。

客观因素

疾病本身出现许多虚假情况，有虚有实，有阴有阳，难以辨清。如阳虚患者可以出现恶热烦躁，口渴喜饮，脚手心烧，腹部胀满等假热表现。

望诊：察"颜"观色晓健康

望诊，就是医生运用视觉对患者全身或局部的一切征象以及排出物等进行观察以了解疾病情况的诊察方法。望诊的内容主要包括：观察人的神、色、形、态、舌象、络脉、皮肤、五官九窍等情况以及排泄物、分泌物的形、色、质量等。

✿ 观神色形态辨病

01 望神

望神应重点观察患者的精神、意识、面目表情、形体动作、反应能力等，尤应重视眼神的变化。望神的内容包括得神、失神、假神，此外，神气不足、神志异常等也应属于望神的内容。

得神： 又称有神，是精充气足神旺的表现。在病中，则虽病而正气未伤，是病轻的表现，预后良好。

得神的表现：神志清楚，语言清晰，面色光华润泽含蓄，表情丰富自然；目光明亮，精彩内含；反应灵敏，动作灵活，体态自如；呼吸平稳，肌肉不削。

失神： 又称无神，是精损气亏神衰的表现。病至此，已属重笃，预后不良。

失神的表现：精神萎靡，言语不清，或神昏谵语（神志不清，胡言乱语），循衣摸床（患者神昏时，两手不自主地抚摸衣被或床缘的动作），或卒倒而目闭口开；面色晦暗，表情淡漠；眼神呆滞；反应迟钝，动作失灵，强迫体位（为了减轻疾病所致的痛苦，患者被迫采取的某种体位）；呼吸气微或喘；身体消瘦。

假神： 是垂危患者出现的精神暂时好转的假象，是临终的预兆。

假神的表现：久病重病之人，本已失神，但突然精神转佳，目光转亮，言语不休，想见亲人；或病至语声低微断续，忽而响亮起来；或原来面色晦暗，突然颧赤如妆；或本来毫无食欲，忽然食欲增强。

02 望色

望色就是医者观察患者面部颜色与光泽的一种望诊方法。下面我们主要介绍人体在疾病状态时的面部颜色与光泽，分为青、黄、赤、白、黑五种病色。

病色	主证	辨证
青色	主寒证、痛证、瘀血证、惊风证、肝病	面色青黑或苍白淡青→阴寒内盛；面色青灰，口唇青紫→心血瘀阻，血行不畅；小儿高热，面色青紫→惊风先兆
黄色	主湿证、虚证	面色淡黄憔悴→脾胃气虚；面色发黄而且虚浮→脾虚失运，湿邪内停；面黄而鲜明如橘皮色→湿热熏蒸；黄而晦暗如烟熏→寒湿郁阻
赤色	主热证	满面通红→实热；两颧嫩红→虚热；病情危重，面红如妆→戴阳证
白色	主虚寒证、血虚证	面色苍白而虚浮→阳气不足；面色淡白而消瘦→营血亏损；面色苍白→阳气虚脱，或失血过多
黑色	主肾虚证、水饮证、寒证、痛证及瘀血证	面黑而焦干→肾精久耗，虚火灼阴；眼眶周围色黑→肾虚水泛；面色青黑，且剧痛→寒凝瘀阻

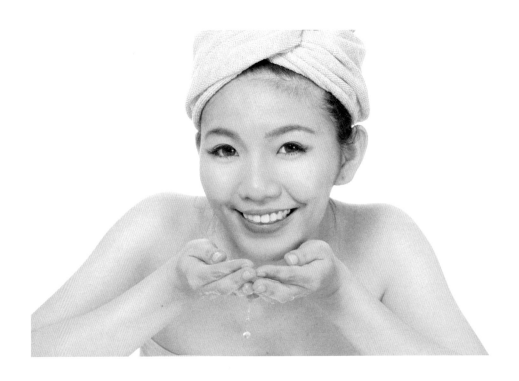

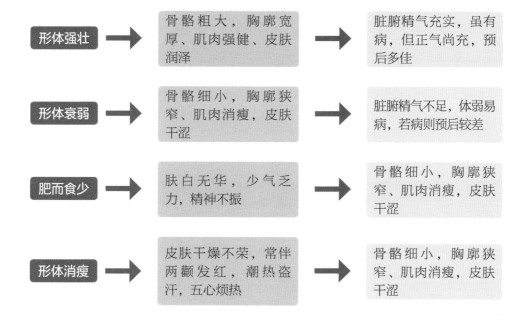

03 望形体

形体强壮 →	骨骼粗大，胸廓宽厚、肌肉强健、皮肤润泽 →	脏腑精气充实，虽有病，但正气尚充，预后多佳
形体衰弱 →	骨骼细小，胸廓狭窄、肌肉消瘦，皮肤干涩 →	脏腑精气不足，体弱易病，若病则预后较差
肥而食少 →	肤白无华，少气乏力，精神不振 →	骨骼细小，胸廓狭窄、肌肉消瘦，皮肤干涩
形体消瘦 →	皮肤干燥不荣，常伴两颧发红，潮热盗汗，五心烦热 →	骨骼细小，胸廓狭窄、肌肉消瘦，皮肤干涩

04 望姿态

正常的姿态是舒适自然，运动自如，反应灵敏，行住坐卧各随所愿，皆得其中。在疾病中，由于阴阳气血的盛衰，姿态也随之出现异常变化，不同的疾病产生不同的病态。望姿态，主要是观察患者的动静姿态、异常动作及与疾病有关的体位变化。

腹痛：以手护腹，行走时前倾，弯腰屈背。

腰腿痛：以手护腰，腰背板直，转动艰难，不得俯仰。

真心痛：行走之际，突然停步，以手护心，不敢行动。

头痛：突然皱眉，以手捧头。

寒证：身体畏缩，添衣。

热证：欲揭衣被。

目疾：低头怕光，或常用手遮挡光线。

阴证：喜欢温暖的地方或东西，想闭门独处，厌恶听到人说话的声音。

阳证：喜欢凉爽的地方或东西，喜欢去热闹的地方。

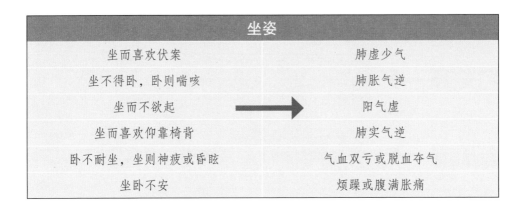

坐姿	
坐而喜欢伏案	肺虚少气
坐不得卧，卧则喘咳	肺胀气逆
坐而不欲起	阳气虚
坐而喜欢仰靠椅背	肺实气逆
卧不耐坐，坐则神疲或昏眩	气血双亏或脱血夺气
坐卧不安	烦躁或腹满胀痛

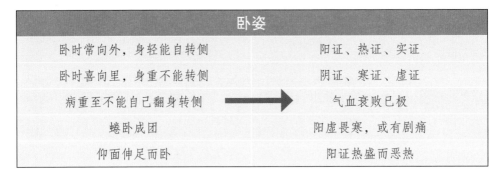

卧姿	
卧时常向外，身轻能自转侧	阳证、热证、实证
卧时喜向里，身重不能转侧	阴证、寒证、虚证
病重至不能自己翻身转侧	气血衰败已极
蜷卧成团	阳虚畏寒，或有剧痛
仰面伸足而卧	阳证热盛而恶热

❋ 观头面探病

01 望头形

望头形主要是观察小儿头之外形、动态。

大头：又称解颅，头颅均匀增大，颅缝开裂，头皮静脉变粗，用手指敲头，可听到似敲破罐子的声音，常伴有面孔相对缩小，眼珠下视，神情呆滞，智能低下，提示肾精不足，水液停聚于脑。常见于先天性脑积水，多因脑发育畸形、炎症或颅内患肿瘤等原因引起。

小头：又称尖颅，头颅较正常婴幼儿狭小，头顶部尖突高起，颅缝闭合过早，头颅呈舟状、橄榄等多种异常形状，常伴有智能低下。多因先天肾精不足，颅脑发育不良所致，也可因产程过长，颅脑损伤所致。

方头：或称方颅，额部前凸，颞部向两侧凸出，头顶部扁平而呈方头型，多见于佝偻病。

02 望面

望面部主要是望面部形态和望五官，这里专述面部形态。

面部浮肿：是指面部皮肤肿胀、光亮，按之凹陷不起。浮肿有阴阳寒热虚实之分。

头面水肿，肿势较速，继则上下肢和腹部肿→阳水

肿势较缓，下半身先肿，继则胸腹头面肿→阴水

面削颧耸：是指面部肌肉消瘦，两颧突出。多见于各种慢性病的危重阶段，常伴有全身骨骼关节显露，肌肉瘦削。亡阳虚脱时，也可见此症。

颜面抽搐：是指眼睑、嘴角及面颊肌肉的抽搐，通常仅出现于一侧。多为风痰阻络，肝风内动所致，也有血虚受风而致。

口眼歪斜：面部一侧肌肤麻木，肌肉弛缓，健侧紧急。患侧额纹消失，不能皱眉，鼻唇沟变浅，口角下垂，目不能闭合，鼓腮时口角漏气，饮食语言不利，口眼向健侧歪斜。多由风邪中络，或肝风内动，风痰痹阻经脉所致。

03 望头发

中医学认为，发为血之余，肾之华，头发的生长与精血的盛衰有密切关系。肝主藏血，主疏泄；脾为后天之本，脾胃为气血生化之源，主统血，头发的生长需要血液的濡养，所以头发的生长与肾、肝、脾胃等脏腑的关系密切，头发的生长、色泽、荣枯可以反映体内脏腑的功能状况。

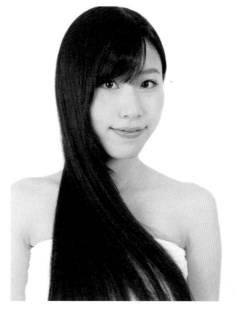

头发的色泽：头发黑而润泽，为人体肾气充盈的表现，黑头发是黄种人特有的头发颜色，部分健康而皮肤皙白的黄种人，头发可略带棕黄色，但头发荣润而有光泽。

如果头发颜色枯黄，形似柴草的，多为肾气不足，精血亏损或久病失养；发直色黄且干枯的，系气竭液涸。

短期内头发大量变白，烦躁易怒，面红口苦，为肝郁化热，劫伤营阴，头发失荣。如果婴儿出生时即有白发，可见于白化病、斑白病及某些遗传性综合征。如果出

生时或出生后不久，头发间断变白，黑白交替，称为环状发，系先天禀赋不足所致。

发色呈灰黄或灰白色，常见于颞部出现成片灰色发，而后逐日增多，称为灰发病。多因先天不足或后天失养，精血不能上华于发所致。

头发的形态：头发枯萎无泽，易于折断分裂，形似乱草，称为枯萎发，常因先天禀赋不足，或久病失养，阴虚血燥所致。

头发稀疏萎黄，日久不生长，称为发迟，属小儿五迟之一，乃因先天不足，禀赋素弱所致。

头发干燥变脆，易于断裂，尤其是长发末端，容易纵裂成丝，状如羽毛，称为脆裂发。见于脆发病和毛发纵裂症，除因天气干燥，洗涤过勤外，常由阴虚血燥而成。

❀ 视目诊病

01 望眼神

健康人的眼睛明亮，炯炯有神，白睛润泽，黑睛清亮，瞳神展缩正常，可随光线的强弱而扩大或缩小，眼球转动灵活自如。

久病体弱或阴盛阳衰者往往双眼无神，表现为目光晦暗无华，白睛失泽，黑睛混浊，瞳神展缩失灵，眼珠转动不灵活。

精神病患者的目光呆滞，眼睛混浊，反应迟钝，常表现为过度的兴奋、烦躁。

02 望目色

眼角红，为心火；白睛赤为肺火；白睛现红络，为阴虚火旺；眼皮红肿湿烂为脾火；全眼红肿，眼屎多，迎风流泪，为肝经风热；眼屎淡白，为血亏；白睛变黄，为黄疸；眼眶周围见黑色，为肾虚水泛之水饮病，或寒湿下注的带下病。

03 望目形

眼球突出：单眼突出，如呈进行性突出，可能是由于脑肿瘤的压迫症状。如发现双侧眼球均有不同程度的突出，可以考虑高度近视眼、青光眼、帕金森病、白血病等疾病，临床上最多见的是甲亢。

眼球凹陷：最常见的原因是脱水伤津，也有见于身体过度消瘦的人。其次是疾病晚期，消耗过重的患者，两眼球深陷无神，表情呆板，是为危候。

✿ 观鼻识病

01 鼻之色泽

鼻色明润，是胃气未伤或病后胃气来复的表现。鼻头色赤，为肺热；色白，为气虚血少；色黄，为里有湿热；色青，多为腹中痛；微黑，为水汽内停。

02 鼻之形态

鼻头色红，生有丘疹者，多为酒糟鼻，因胃火熏肺，血壅肺络所致。鼻孔内赘生小肉，撑塞鼻孔，气息难通，为鼻痔，多由肺经风热凝滞而成。鼻翼翕动频繁呼吸喘促者，为鼻煽。如久病鼻煽，为肺肾精气虚衰之危证；新病鼻煽，多为肺热。

03 鼻之分泌物

鼻流清涕，为外感风寒；鼻流浊涕，为外感风热；鼻流浊涕而腥臭，多因外感风热或胆经蕴热所致。

✿ 望耳察病

中医认为耳为宗脉之所聚，为心之客窍，肝脉络耳，胆经络于耳，肺经之结穴在耳中，脾虚则令九窍不通。因此，通过望耳可以窥知内脏的疾患。

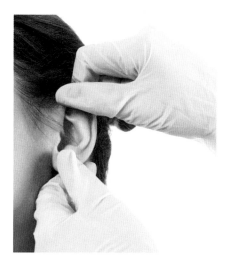

01 耳廓色泽

正常耳部色泽微黄而红润。全耳色白多属寒证；色青而黑多主痛证；耳轮焦黑干枯，是肾精亏极，精不上荣所致；耳背有红络，耳根发凉，多是麻疹先兆。

02 耳之形态

正常人耳部肉厚而润泽。若耳廓厚大，是形盛；耳廓薄小，乃形亏。耳肿大是邪气实；耳瘦削为正气虚。耳薄而红或黑，属肾精亏损。耳轮焦干多见于糖尿病下消证。

03 耳内病变

耳内流脓，由肝胆湿热，蕴结日久所致。耳内长出小肉，形如羊奶头，或如枣核，或状如蕈，皆因肝经怒火，肾经相火，或胃经积火，郁结而成。

✿ 视口唇辨病

脾开窍于口，其华在唇，且足阳明胃经之脉挟口环唇，故口唇与中焦脾胃密切相关。而脾胃又为后天之本，气血生化之源。因此，口唇也可反映全身气血的功能状况。

01 察唇

唇色淡红：主虚证、寒证。常见于脾胃虚弱或气血不足者。

唇色深红：主热证、实证。上下唇皆赤者为心热；上唇赤，下唇白，为心肾不交；唇赤而呕吐为胃热；唇深红而咳喘者，为肺热；唇色鲜红，主阴虚火旺。

唇色发黄：为脾虚湿困之象。若唇黄而流津者，为脾阳虚极，阴寒内盛之兆。

唇色淡白：为虚证，临床上一切失血证，以及用力过度、大病亏损、气虚不复等，均可出现唇色白。

02 视口

口闭不语，兼四肢抽搐，多为痉病或惊风。上下口唇紧聚，常见于小儿脐风或成人破伤风。口角或左或右㖞斜，为中风证。口张而气但出不返者，为肺气将绝之候。

✿ 察颈项部诊病

颈项是连接头部和躯干的部分，其前部称为颈，后部称为项。颈项是人体的重要通道，气血、精髓、饮食物、津液的运行都要通过这一通道，所以以通调为常，如有阻滞或壅闭，均可导致头脑、五官或五脏的病变。反之，脏腑的生理功能失调，也往往可以在颈项部反映出来。

颈前颌下结喉之处，有肿物和瘤，可随吞咽移动，皮色不变也不疼痛，缠绵难消，且不溃破，为颈瘿，俗称"大脖子"。颈侧颌下，肿块如垒，累累如串珠，皮色不变，初觉疼痛，谓之瘰疬。

后项强直，前俯及左右转动困难者，称为项强。如睡醒之后，项强不便，称为落枕。颈项强直、角弓反张，多为肝风内动。

✤ 望齿察龈诊病

齿为骨之余，龈为胃之络。齿与龈通过诸多经脉的运行，与内脏保持密切的联系。观察牙齿、牙龈可反映肾、胃等脏腑的生理病理变化。

01 望齿

牙齿黄而干燥，为热盛伤津。牙齿光燥如石，为阳明热盛，津液耗伤。牙齿松动稀疏，齿根外露，多属肾虚或虚火上炎。睡中磨牙，多为胃热或虫积。牙齿有洞腐臭，多为龋齿，俗称"虫牙"。

02 察龈

牙龈淡白色，为血虚不荣；牙龈红肿并出血，多为胃火上冲；牙龈出血而不红肿，为虚火上炎，或气虚不摄。

龈肉萎缩色淡，主胃津不足或肾气亏乏；牙龈红肿疼痛，为外感风热邪毒或胃火上炎；牙龈腐烂，泌脓腥臭，黄稠量多，主肺胃火热壅盛。

✤ 看胸腹识病

01 望胸部

桶状胸：胸廓前后径增长，有时可与左右径相等，肋间隙增宽，整个胸廓呈圆桶形。常见于肺气肿患者，多由痰饮久伏或肺肾气虚、肺气壅滞不畅所致。

扁平胸：胸廓的前后径不到左右径的一半，呈扁平状，且颈部细长，锁骨突出。多由慢性疾病引起，如肺结核等。

鸡胸：胸骨向前方突出并且狭窄，胸廓的前后径比左右径还大，形如鸡的胸骨癃突。为维生素D缺乏性佝偻病的特有体征，多见于儿童和少年。

漏斗胸：胸骨下部内陷，胸廓呈漏斗形。多由先天肾精亏损，或因慢性肺部疾病，长期吸气受阻所致。

02 望腹部

腹部膨隆：仰卧时前腹壁明显高于肋缘至耻骨的水平面。病理性腹部胀满、隆起、腹壁紧急者，多为实证；腹皮紧急光亮，抚之大热者，为内痈重症；腹皮因胀满或腹水而致腹大无纹者，为危证。

腹部凹陷：仰卧时前腹壁明显低于肋缘至耻骨的水平面。仰卧时，前腹壁凹陷几乎贴近脊柱，肋弓髂嵴和耻骨联合显露，全腹呈舟状，称为舟状腹，多见于显著消瘦、严重脱水等。

❀ 望肩背腰识病

01 望肩部

抬肩：双肩随呼吸运动而起落，与鼻翼翕动、张口呼吸并见，为呼吸困难的征象，多由肺气壅塞、气道不利所致，常见于哮喘、肺炎、白喉等病证。

垂肩：两肩下垂，无力耸起，为肺气虚衰严重，不能升举的征象。

02 望背腰

龟背：指脊骨弯曲突起，形如龟背，多由于先天不足，后天失养，骨髓失充，致督脉虚损，脊骨变形；或初生小儿背部感受风寒，入于背脊，经气受阻，日久而成。

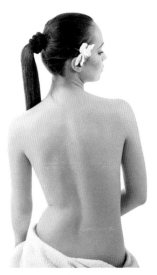

背偻：俗称驼背。多因肾虚精血不足，脊髓失养，督脉受损而致；亦可因湿热侵淫，脊背筋脉挛缩，淹久而为患。

🎴 观四肢辨病

01 望手足

手足拘急，屈伸不利者，多因寒凝经脉。手足抽搐常见于邪热亢盛，肝风内动之痉病；扬手掷足，是内热亢盛，热扰心神。手足振摇不定，是气血俱虚，肝筋失养，虚风内动的表现。四肢肌肉萎缩，多因脾气亏虚，营血不足，四肢失荣之故。半身不遂是瘫痪病。足痿不行，称下痿证。胫肿或跗肿指压留痕，都是水肿之征。足膝肿大而股胫瘦削，是鹤膝风。

02 望手掌

掌心皮肤燥裂，疼痛，迭起脱屑，为鹅掌风，因气血不足，虫邪乘虚侵袭，使风湿诸邪，凝聚皮肤，气血不能荣润，皮肤失养所致。

03 望指趾

指趾关节肿大变形，屈伸不便，多系风湿久凝，肝肾亏虚所致。足趾皮肤紫黑，溃流败水，肉色不鲜，味臭痛剧，为脱疽。

🎴 观皮肤辨病

皮肤是维护身体正常生理活动的第一道防线，它保护着体内的各种器官。皮肤具有感觉、排泄、吸收、调节体温等重要功能，机体某些疾病和许多皮肤病，在发病前及病变过程中，皮肤会随时向人们发出各种疾病信息。

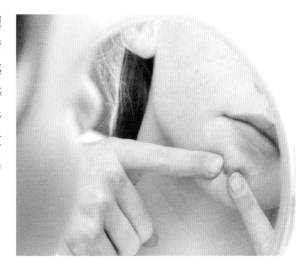

01 皮肤颜色

皮肤忽然变红，如染脂涂丹，为丹毒，多由心火偏旺，又遇风热恶毒所致。

皮肤发黄，黄色鲜明如橘色，多因脾胃或肝胆湿热所致；皮肤黄色晦暗如烟熏，多因脾胃为寒湿所困。

皮肤色黑或出现黑色斑，提示缺少肾上腺素。皮肤变黑变粗，常是胃癌的危险信号。

02 皮肤形态

皮肤虚浮肿胀，按有压痕，多属水湿泛滥。皮肤干瘪枯燥，多为津液耗伤或精血亏损，皮肤干燥粗糙，状如鳞甲称肌肤甲错。多因瘀血阻滞，肌失所养而致。

斑丘疹：斑色红，点大成片，平摊于皮肤下，摸不应手，或疹形如粟粒，色红而高起，摸之碍手，多见于风疹、猩红热、药物疹。

紫斑疹：皮肤出现紫色斑疹，可见于血小板减少、过敏性紫癜等。

出血点：皮肤和黏膜的表面有出血点，瘀斑（用指压不褪色），可见于流行性脑膜炎、流行性出血热、败血症等。

皮肤脱屑：大量皮肤脱屑则为疾病的表现，如米糠样脱屑常见于麻疹，片状脱屑常见于猩红热，银白色鳞状脱屑常见于牛皮癣。

❖ 排出物辨病

01 望痰涎

痰色清稀，伴形寒肢冷，恶寒重而发热轻微、咳嗽胸痛、喘促、面色青白等，为肺寒。痰色黄、黏稠、有块，或痰中带血，并有发热咳嗽、胸痛喘促、面红目赤、咽喉红肿疼痛等，为肺热。

咳痰量多，白滑易咳出，四肢困重无力、眩晕嗜卧，为湿邪犯肺。咳吐脓血痰或咳痰腥臭、高热或潮热、胸闷疼痛，喘不得卧，为湿热蕴肺。口常流稀涎者，多为脾胃阳虚证。口常流黏涎者，多属脾蕴湿热。

02 望呕吐物

呕吐物清稀无臭，多由脾胃虚寒或寒邪犯胃所致。呕吐物酸臭秽浊，多因邪热犯胃，胃有实热所致。呕吐痰涎清水，量多，多是痰饮内阻于胃。

呕吐未消化的食物，腐酸味臭，多属食积。若呕吐黄绿苦水，因肝胆郁热或肝胆湿热所致。呕吐鲜血或紫暗有块，夹杂食物残渣，多因胃有积热或肝火犯胃，或素有瘀血所致。

03 望大便

大便清稀，完谷不化，或如鸭溏者，多属寒泻。如大便色黄稀清如糜有恶臭者，属热泻。

大便燥结者，多属实热证。大便干结如羊屎，排出困难，或多日不便而不甚痛苦者为阴血亏虚。便黑如柏油，是胃络出血。小儿便绿，多为消化不良。

04 望小便

> 寒证：小便清长量多，伴形寒肢冷；
>
> 热证：小便短赤量少，尿量灼热疼痛；
>
> 膏淋：尿浑如膏脂或有滑腻之物；
>
> 石淋：尿有砂石，小便困难而痛；
>
> 血淋：尿血，伴有排尿困难而灼热刺痛。

✤ 观舌诊病

望舌诊病是中医望诊中的重要内容。中医学认为，"舌为心之苗""为脾之外候"。舌苔由胃气熏蒸而成。舌不仅与心、脾、胃关系密切，而且一旦脏腑发生病理改变，就会反映到舌面上来。

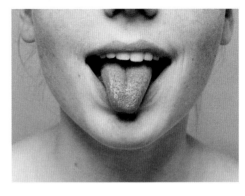

望舌内容可分为望舌质、舌苔和望舌下三部分。舌质又称舌体，是舌的肌肉和脉络等组织。望舌质又分为望神、色、形、态四方面。舌苔是舌体上附着的一层苔状物，望舌苔可分望苔色和望苔质两方面。

01 正常舌象

正常舌象，简称为"淡红舌、薄白苔"。具体来说，其舌体柔软，运动灵活自如，颜色淡红而红活鲜明；其胖瘦老嫩大小适中，无异常形态；舌苔薄白润泽，颗粒均匀，薄薄地铺于舌面，揩之不去，其下有根与舌质如同一体，干湿适中，不黏不腻等。

02 望舌质

舌神

荣，即荣润而有光彩，表现为舌的运动灵活，舌色红润，鲜明光泽、富有生气，是谓有神，虽病也是较好的症候。枯，即枯晦而无光彩，表现为舌的运动不灵，舌质干枯，晦暗无光，是谓无神，属凶险恶候，预后不良。

舌色

淡白舌：舌色较淡红舌浅淡，甚至全无血色。主虚证、寒证或气血双亏。此外，淡白舌还常见于营养不良、慢性肾炎、内分泌功能不足等疾病。

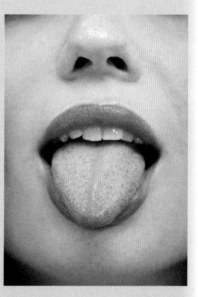

红舌：舌色鲜红，较淡红舌为深。可见于实证，或虚热证，或由热毒所致。

绛舌：绛为深红色，较红舌色更深浓。主病有外感与内伤之分。在外感病为热入营血；在内伤杂病，若舌绛少苔或无苔，为阴虚火旺；若舌绛少苔而津润，多为血瘀。

紫舌：舌质色紫。总由血液运行不畅，瘀滞所致。绛紫而干枯少津，为热盛伤津，气血壅滞。舌淡紫或青紫湿润，为寒凝血瘀或阳虚生寒。

青舌：舌色如皮肤暴露之"青筋"，全无红色。主寒凝阳郁，或阳虚寒凝，或内有瘀血。

舌形

苍老舌：舌质纹理粗糙，形色坚敛。属实证。

娇嫩舌：舌质纹理细腻，其色娇嫩，其形多浮胖，多主虚证。

胖大舌：舌体较正常舌大，甚至伸舌满口，或有齿痕。多为水饮痰湿阻滞。

瘦薄舌：舌体瘦小枯薄。主气血两虚或阴虚火旺。

肿胀舌：舌体肿大，胀塞满口，不能缩回闭口。多主热证或中毒病证。

裂纹舌：舌面上有裂沟，而裂沟中无舌苔覆盖。多主精血亏损。

芒刺舌：舌面软刺增大，高起如刺，摸之刺手。多因邪热亢盛所致。舌尖有芒刺，多为心火亢盛；舌边有芒刺，多属肝胆火盛；舌中有芒刺，主胃肠热盛。

齿痕舌：舌体边缘有牙齿压印的痕迹。多为脾虚不运水湿引起。常与胖嫩舌同见，主脾虚或湿盛。

舌态

强硬：舌体板硬强直，运动不灵，以致语言着涩不清。多见于热入心包，高热伤津，痰浊内阻、中风或中风先兆等证。

痿软：舌体软弱、无力屈伸，痿废不灵。可见于气血俱虚，热灼津伤，阴亏已极等证。

短缩：舌体紧缩而不能伸长。可因寒凝筋脉，或内阻痰湿，引动肝风，风邪挟痰，或热盛伤津，筋脉拘挛，或气血俱虚等所致。

颤动：舌体震颤抖动，不能自主。可见于血虚生风及热极生风等证。

喝斜：伸舌偏斜一侧，舌体不正。多见于中风证或中风先兆。

03 望舌苔

苔色

白苔：一般常见于表证、寒证。

黄苔：一般主里证、热证。淡黄为热轻，深黄为热重，焦黄为热结。

灰苔：主里证，常见于里热证，也见于寒湿证。苔灰而干，多属热炽伤津，可见外感热病，或阴虚火旺，常见于内伤染病。苔灰而润，见于痰饮内停，或为寒湿内阻。

黑苔：苔色越黑，病情越重。苔黑而燥裂，甚则生芒刺，为热极津枯。苔黑而燥，见于舌中，为肠燥屎结，或胃将败坏之兆；见于舌根部，是下焦热甚；见于舌尖者，是心火自焚。苔黑而滑润，舌质淡白，为阴寒内盛，水湿不化；苔黑而黏腻，为痰湿内阻。

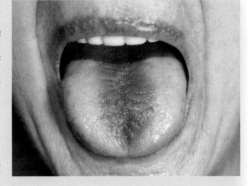

苔质

厚薄：透过舌苔隐约可见舌质的，即为薄苔。多为疾病初起或病邪在表，病情较轻。不能透过舌苔见到舌质的，即是厚苔。多为病邪入里，或胃肠积滞，病情较重。

润燥：舌面润泽，干湿适中，是润苔，表示津液未伤。若水液过多，扪之湿而滑利，甚至伸舌涎流欲滴，为滑苔，多见于阳虚而痰饮水湿内停之证。若望之干枯，扪之无津，为燥苔，多见于热盛伤津、阴液不足，阳虚水不化津，燥气伤肺等证。

腐腻：苔厚而颗粒粗大疏松，形如豆腐渣堆积舌面，揩之可去，称为"腐苔"，常见于痰浊、食积，且有胃肠郁热之证。苔质颗粒细腻致密，揩之不去，刮之不脱，上面罩一层不同腻状黏液，称为"腻苔"，多见于痰饮、湿浊内停等证。

剥落：患者舌本有苔，忽然全部或部分剥脱，剥处见底，称剥落苔。若全部剥脱，不生新苔，光洁如镜，称镜面舌、光滑舌。由于胃阴枯竭、胃气大伤、毫无生发之气所致。无论何色，皆属胃气将绝之危候。若舌苔剥脱不全，剥处光滑，余处斑斑驳驳地残存舌苔，称花剥苔，是胃之气阴两伤所致。

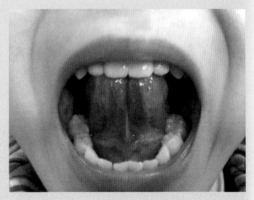

有根无根：苔紧贴舌面，似从舌里生出者是为有根苔，又叫真苔；苔不着实，似浮涂舌上，刮之即去，非如舌上生出者，称为无根苔，又叫假苔。有根苔表示病邪虽盛，但胃气未衰；无根苔表示胃气已衰。

小儿指纹诊病

小儿指纹，即小儿食指络脉，又称为"虎口三关脉纹"。望小儿指纹，是儿科临床常用的诊断方法，适用于三岁以下的小儿。

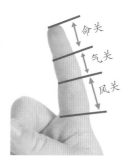

食指络脉的显现与分布，可分为风、气、命三关。食指第一节横纹，称为风关，其部位是从掌指关节横纹算起，至第二节横纹之间；第二节横纹称为气关，即第二节横纹至第三节横纹之间；第三节横纹称为命关，即第三节横纹至手指末端。

01 望指纹的方法

望小儿指纹时光线宜充足，令家长抱小儿面对光线，检查者用左手握小儿食指，用右手大拇指从命关向气关、风关直推，用力要适中，推数次后，络脉越推越明显，便可以进行观察，主要察其脉络的隐露、淡滞、色泽、形态等改变。

02 望指纹要点

色泽——辨寒热

小儿指纹的颜色有白、黄、红、紫、青、黑六种。色红浮露者，主外感表证，多由风寒引起；色紫者，主内热，多属邪热瘀滞；色青紫者，多为风热；色青者，主风、主惊、主各种痛证；色淡红者，为虚寒；色白主疳证；色黄为伤脾；色黑为中恶；色深紫或紫黑者，主血络郁闭，为病危之象。

浮沉——分表里

指纹浮露者，主病在表，多见于外感表证；指纹沉滞者，主病在里，多见于外感和内伤里证。

淡滞——定虚实

纹细而色浅淡，多属虚证；纹粗而色浓滞，多属实证。

纹位——测轻重

指纹显于风关附近者，表示邪浅，病轻；指纹过风关至气关者，为邪已深入，病情较重；指纹过气关达命关者，是邪陷病深之兆；若指纹透过风、气、命三关，一直延伸到指甲端者，是所谓"透关射甲"，揭示病情危重。

闻诊：闻声知味巧识人

闻诊包括听声音和嗅气味。通过闻诊的诊察方法，我们可以得到比较客观的体征。为什么说是客观，当疾病出现时，相比于问诊和切诊，问诊时有可能会因为受诊者的刻意隐瞒或表述不清或撒谎而得到不准确的信息，切诊时也有可能会因为诊察者主观上的感受差异而出现偏差，但是我们身体发出的异常声音和气味是很难通过我们人为地模仿发出的，尤其是气味。

✢ 听声音诊病

听声音主要是听受诊者言语气息的高低、强弱、清浊、缓急等变化，以及咳嗽、呕吐、呃逆、嗳气等声响的异常，以分辨病情的寒热虚实。所以在听声音方面，应注意有无情绪的不良刺激，区分正常与病态的声音变化。

01 发声异常

音哑与失音：音哑是语声低沉而浑浊不清，失音是指完全不能发音。临床上患者发生声音嘶哑，往往是先见音哑，语声混浊不清，继续发展则不能发音。所以音哑和失音二者的病因和病机基本相同，我们分辨时应该先辨别虚实。

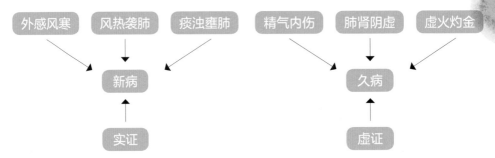

惊呼与呻吟：惊呼为口中突然发出持续时间较短的、声调较高的声音。呻吟是因痛苦而发出的声音。若呻吟不止，多是身体某部痛楚或有胀满不舒；若皱眉呻吟，多为头痛；若呻吟不止，身体局限于某一姿势，多为腰腿痛；若呻吟而扪心或护腹，多为胸脘或腹部疼痛；呻吟时扪腮，多为牙齿痛。

气喘：呼吸急促，甚则张口抬肩，鼻翼煽动，难以平卧，有虚实之分。若发作较急，呼吸喘促，声高息涌，喘息气粗，以呼出为快者属实喘，多因病邪阻塞肺气，气机不利所致。典型的实喘可见于支气管哮喘急性发作时。若来势较缓，呼吸喘促，气性声低，吸少呼多，以呼出为快，气短息微，气不得续，动辄尤甚者属虚喘。多为肺虚不能主气，肾虚不能纳气之故。典型的虚喘可见于肺气肿或心力衰竭时的喘息。

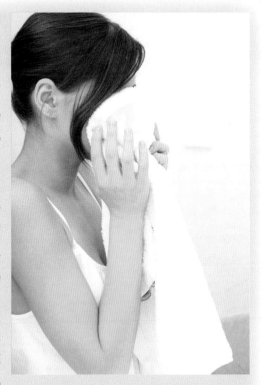

哮：喘气时喉中有哮鸣音。往往时发时止，易复难愈。哮证有寒热之分，冷哮兼有寒证的脉证，热哮兼有热证的脉证。

上气：气息急促，咳嗽，气逆于喉间。常因痰饮、阴虚火炎、外邪袭肺致气道壅塞而致。

短气：呼吸急而短，数而不能接续，似喘而不抬肩，似呻吟而无痛楚，气急而无痰声。多见于实证，也可见于虚证，临证时需参合其他症状辨其虚实，明其病性。

太息：也称"叹息"，时而发生长吁短叹的声音或以呼气为主的深呼吸，多因情志抑郁，肝失疏泄所致，也可由肺气不宣、肾气不足引起，故证有虚实之分。

息高：指呼气多而吸气少的喘逆现象，多见于肺气败绝，真阳涣散将为虚脱之候。

03 其他异常声音

咳嗽，有声无痰为咳，有痰无声为嗽，有痰有声为咳嗽，一般咳嗽并称。我们将在第四章辨内科常见病的第一小节中重点介绍咳嗽。

呕吐，多由各种原因引起胃气上逆所致。有声有物自口中出，称呕吐；有声无物为干呕；有物无声为吐。一般呕吐来势徐缓，呕声较低微无力者，多属虚证、寒证；若呕吐来势较猛，呕声响亮有力者，多属实证、热证。

呃逆，古称哕，指气上逆从咽喉出，发出一种不由自主的冲击声言，其声呃呃，俗称"打嗝"，因胃气上道所致。新病呃逆，声响有力，多因邪客于胃，胃气上逆；久病呃逆，声低无力，气怯，常为胃气衰败之征兆，属于重证。呃逆声低沉而长，气弱无力，多属虚寒；呃声频发，高亢而短，响而有力，多属实热。

嗳气，古称"噫气"，可由寒气犯胃、肝胃不和、宿食不化或胃虚气逆等引起，临证时需综合四诊辨证。

喷嚏为肺气上冲于鼻而有声出，常见于外感病初起，单见鼻塞流涕。正常状态下偶因闻异常气味也可发作。

小儿阵发性惊呼，声尖而高，面容恐惧，唇周发青，或有手足搐搦，多为惊风证。小儿阵哭拒食，辗转不安，多因腹痛。小儿夜啼，可因惊恐、虫积、饥饱不调而致，也有因不良习惯形成。

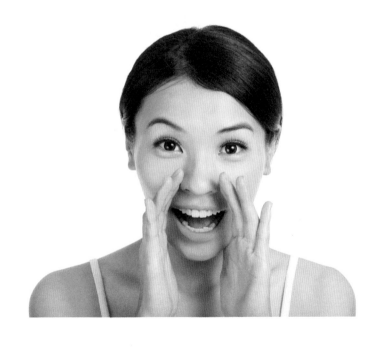

嗅气味诊病

嗅气味，主要是嗅病体、排出物、病室等的异常气味，以了解病情，判断疾病的寒热虚实。

01 口气

正常人的口腔，一般无特殊气味，若发生口臭，多为脾胃积热，消化不良，亦可见于口腔不洁、口腔腐烂、龋齿、牙疳（溃疡性牙龈炎）等。口臭特别严重，甚至有腐臭气，理应考虑是否有内痈，如肺痈、喉蛾、喉痹等化脓性病变或癌症。尿毒症患者口中常有"氨味"，俗称"尿臊臭"；消渴病（糖尿病）患者常可闻及烂苹果味，尤其在发生酮症酸中毒时；严重肝功能不全者有特殊的"腥气"。

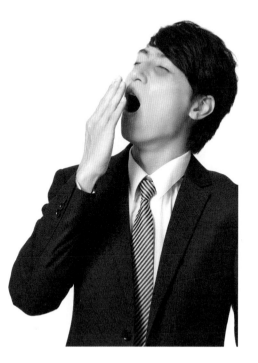

02 体臭

人体患病后，皮肤成为邪气排出的途径。由于感受邪气不同，人体皮肤可发生不同气味。患者出汗，汗有腥膻味，多为湿热蕴蒸所致；体肤酸臭多属风湿病，或病后汗多，湿热蕴蒸；感受温热疫疠之气，包括各种急性传染性疾病，脏腑气血受疫气蒸腐，常发出焦臭之气；肝肾功能衰竭，常散发馊饭气味；内脏晚期肿瘤常散发腐败臭气，躯体气味的改变，也常可由外科疾病所致。疮疡溃烂流脓者，常散发出脓臭味；脱疽表现为足趾皮肤发黑，流脓水汽味奇臭。

03 痰、涕气味

痰的气味随病邪的不同而有异。咳吐浊唾涎沫，味腥臭者为肺痈，多属痰热壅肺之实热证，可见于肺脓肿、支气管扩张合并感染。痰饮腥臭亦常见于湿热之邪蕴积于肺。痰味腥，带有血丝，多为肺痨，一般属阴虚灼伤肺络。

鼻流浊涕脓臭，多因肺脾两虚，气滞血瘀，邪蚀肌膜或湿热郁结于肺脾二经所致。

04 排出物气味

排出物	气味	辨证
呕吐物	臭秽	胃热炽盛
	酸腐	宿食内停
	腥臭，挟有脓血	胃痈
	无臭气或腥气，为清稀痰涎	脾胃有寒
嗳气	酸腐	胃脘热盛或宿食停滞于胃而化热
	无臭气	肝气犯胃或寒邪客胃
小便	臊臭，色黄混浊	实热证
	微有腥臊或无特殊气味，清长	属虚证、寒证
大便	恶臭，黄色稀便或赤白脓血	大肠湿热内盛
	小儿大便酸臭	食积内停
	气腥，溏泻	脾胃虚寒
矢气	臭鸡蛋味	暴饮暴食，食滞中焦或肠中有宿屎内停
	声响不臭	肝郁气滞，腑气不畅
月经或恶露	臭秽	热邪侵袭胞宫
带下	臭秽，色黄	湿热下注
	气腥，色白	寒湿下注

05 病室气味

病室气味为病体气味和排出物气味散发所致，可说明病情的严重程度或卫生护理条件的好坏。病室有腐臭或尸臭气味的，为患者脏腑败坏，病属危重；病室有血腥臭，患者多患失血证；病室有特殊气味，如尿臊味（氨味），多见于水肿病晚期患者；烂苹果样气味（酮体气味），多见消渴病患者，且证候危重。

问诊：十问歌来助诊断

　　问诊，是医者通过询问患者或陪诊者，了解疾病的发生、发展、治疗经过、现在症状和其他与疾病有关的情况，以诊察疾病的方法。问诊可以充分收集其他三诊无法取得的与辨证相关的信息，如疾病发生的时间、原因或诱因以及治疗的经过、自觉症状等。自觉症状就是我们自身感觉到的主观症状，如头痛、失眠等。

　　问诊的主要内容包括一般项目、主诉和病史、现在症状等，本小节主要介绍主诉和病史、现在症状。

❖ 问过去——家族病史与既往病史

　　家族病史，是指患者直系亲属或者血缘关系较近的旁系亲属的患病情况，有否传染性疾病或遗传性疾病。由于某些疾病有遗传性或传染性，因此，询问家族病史和既往病史，对诊断患者目前所患疾病有很大帮助。如结核病，常与家族的传染有关。

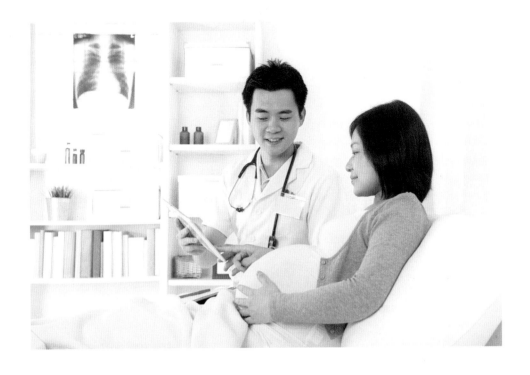

既往史包括既往健康状况，曾患过何种主要疾病（不包括主诉中所陈述的疾病），其诊治的主要情况，现在是否痊愈，或留有何种后遗症，是否患过传染病，有无药物或其他过敏史。对小儿还应注意询问既往预防接种情况。某些疾病，如癫痫、疟疾等，经过治疗后，症状虽然消失，但病根未除，在一定条件下，还能复发，说明既往病史往往与现在病症有因果关系。所以，问明过去病史，对诊断现在病症有一定帮助。

✿ 问现在——主诉与就诊时症状

01 主诉

主诉是患者就诊时陈述其感受最明显或最痛苦的主要症状及其持续的时间。主诉通常是患者就诊的主要原因，也是疾病的主要矛盾。准确的主诉可以帮助医生判断疾病的大致类别，病情的轻重缓急，并为调查、认识、分析、处理疾病提供重要线索，具有重要的诊断价值。

02 现在症状

在询问现在症状时，首先要问明起病的时间、原因、发病经过及治疗情况等。因为一个患者，不一定从发病就是一个医生诊治到底；某些急性病往往早晚变化很大，一些慢性疾病经过较长时间，病情也会更加复杂。为求得问诊全面准确，无遗漏，一般是以张景岳"十问歌"为顺序。

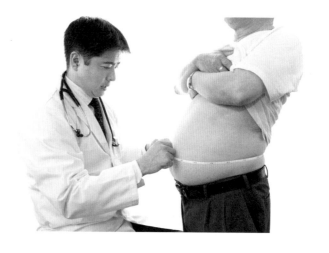

十问歌：一问寒热二问汗，三问头身四问便，五问饮食六问胸，七聋八渴俱当辨，九问旧病十问因，再兼服药参机变；妇女尤必问经期，迟速闭崩皆可见；再添片语告儿科，天花麻疹全占验。

问寒热：寒与热是临床常见症状，问诊时应注意询问患者有无寒与热的感觉，二者是单独存在还是同时并见，还要注意询问寒热症状的轻重程度、出现的时间、持续时间的长短、临床表现特点及其兼证等。

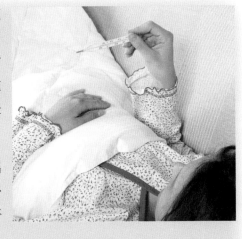

问汗：问汗时要询问病人有无出汗，出汗的时间、部位、汗量有多少，出汗的特点、主要兼证以及出汗后症状的变化。

问周身：问周身，就是询问患者周身有无疼痛与其他不适。临床可按从头至足的顺序，逐一进行询问。

问二便：问二便，是询问患者大小便的有关情况，如大小便的性状、颜色、气味、便量多少、排便的时间、两次排便的间隔时间、排便时的感觉及排便时伴随症状等。询问二便的情况可以判断机体消化功能的强弱，津液代谢的状况，同时也是辨别疾病的寒热虚实性质的重要依据。

问饮食与口味：问饮食与口味包括询问口渴、饮水、进食、口味等几个方面。应注意有无口渴、饮水多少、喜冷喜热、食欲情况、食量多少，食物的善恶、口中有无异常的味觉和气味等情况。

问睡眠：问睡眠，应了解病人有无失眠或嗜睡，睡眠时间的长短、入睡难易、有梦无梦等。临床常见的睡眠失常有失眠、嗜睡。

问经带：妇女有月经、带下、妊娠、产育等生理特点，发生疾病时，常能引起上述方面的病理改变。因此，对青春期开始之后的女性患者，除了一般的问诊内容外，还应注意询问其经、带等情况。作为妇科或一般疾病的诊断与辨证依据。

问小儿：问诊时，若小儿不能述说，可以询问其亲属。问小儿，除了一般的问诊内容外，还要注意询问出生前后情况，喂养情况、生长发育情况及预防接种情况，传染病史及传染病接触史。

切诊：脉诊按诊不可少

切诊包括脉诊和按诊两部分内容，脉诊是按脉搏；按诊是在患者身躯上一定的部位进行触、摸、按压，以了解疾病的内在变化或体表反应，从而获得辨证资料的一种诊断方法。

❀ 诊三寸之脉，察一身之疾

诊脉是医生用手指感知脉动形象的操作过程，又称切脉、候脉。

01 诊脉的部位

诊脉的部位其实就是一种诊脉方法。诊脉的部位，有十二经诊法、三部九候诊法、人迎寸口诊法，以及寸口诊法等。本书中重点介绍寸口诊法。

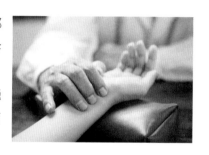

寸口分寸、关、尺三部。通常以腕后高骨（桡骨茎突）处为关部，关前为寸部，关后为尺部。两手各有寸、关、尺三部，共称六脉。

常用寸口三部分候脏腑

寸口	寸	关	尺
左	心	肝胆	肾
右	肺	脾胃	肾

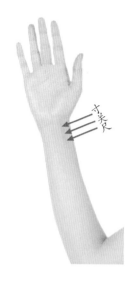

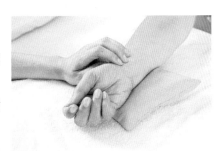

02 诊脉的时间

诊脉的时间，以清晨为佳，清晨患者体内环境比较安定，气血平静，脉象最为标准。

每次诊脉的时间，以2~3分钟为宜。诊脉时每次按脉时间，每侧脉搏跳动不应少于50次。

03 诊脉的体位

诊脉时患者取坐位或正卧位，自然伸展前臂，与心脏保持同一水平，手腕下垫以脉枕，使腕部充分显露而且固定，手掌向上，手指微微弯曲，使肢体完全放松。

04 诊脉的指法

下指时，先以中指探得高骨，其内侧即是关脉，按定之后，然后分用食指按于关前以取寸部，用无名指按于关后察尺部。

常用指法：

1.举法：医生的手指用较轻的力，按在寸口部脉搏搏动部位（按至皮下），以体察脉象，称为"举"法。用举法取脉亦称浮取。

2.按法：医者手指用力较重，甚至按至筋骨以体察脉象。用"按"的指法取脉称为"沉取"。

3.寻法：寻是寻找的意思，医生往往用手指从轻到重，从重到轻，左右推寻，或在寸、关、尺三部鸡啄式换指（指指交替，节奏轻快），仔细寻找脉搏最明显的部位，或调节最适当的指力。

05 正常的脉象

正常脉象古称平脉，是健康无病之人的脉象。正常脉象的形态是三部有脉，一息四至（闰以太息五至，相当72~80次/分），不浮不沉，不大不小，从容和缓，柔和有力，节律一致，尺脉沉取有一定力量，并随主理活动和气候环境的不同而有相应的正常变化。

一般而言，健康人的脉象，随着年龄的增长而变化，年龄愈小，脉象愈滑而数；

年龄增大，脉象愈弦。同一个人体劳时脉象比较浮大，闲逸时脉象比较沉细，兴奋时脉数带弦，重按有力；忧郁时脉沉而迟，重按无力；紧张时弦紧或数，脉迟缓而虚；在高温环境下多见浮洪而数脉；在寒冷环境中多见沉紧而迟脉；在春天多见微浮脉；在冬天多见沉细脉；在暑湿天多见濡脉。

06 病理性脉象

脉象分类		脉象	主病
浮脉类	浮脉	脉位表浅，轻轻地触按脉位上皮肤，即能触及明显的脉搏跳动。若稍重按，脉搏应指反而不明显	表证、虚证
	洪脉	切脉时轻按便得，中按宽大有力，大起大落，重按脉力稍减	里热证
	濡脉	脉位很表浅，轻按即得，极软而浮细，举之有余，按之渐无	虚证、湿证
	散脉	浮大而散，轻按即显，按之则无，至数不齐，多少不一，大小不等	元气离散
	芤脉	脉形浮而大，脉的来势柔软，按之中央空，两边实，有如按葱的感觉	失血、伤阴
	革脉	脉浮弦大，外紧中央空轻按即显形，应指坚硬直，重按有空乏感，如按鼓皮样，外紧中空	亡血、失精、半产、漏下
沉脉类	沉脉	脉位居肌肉深部，近于筋骨之处，轻按不应指，重按脉跳豁然清楚	里证，亦可见于无病之正常人
	伏脉	脉位在肌肉深部，脉等于筋骨之间，须重按推筋着骨，始得应指清楚	邪闭、厥证、痛极
	弱脉	形体细小，脉位深在，重按应指，细软无力	气血阴阳俱虚证
	牢脉	脉行于肌肉深部，轻取中候均不应，重按始得清楚，脉跳应指实大弦长，坚牢不移	阴寒凝结，内实坚积
迟脉类	迟脉	一息不足四至，来去较慢。每分钟脉搏跳动60次以下	寒证
	缓脉	一息四至，不快不慢，和缓柔匀，不浮不沉，恰在中部	湿证，脾胃虚弱

脉象分类		脉象	主病
迟脉类	涩脉	迟细而短，往来艰涩，极不流利，如轻刀刮竹	精血亏少，气滞血瘀，挟痰，挟食
	结脉	脉往来急缓，时有歇止，歇止时间无一定，即无规律性的停跳，停止的时间较短，多见停跳一次即复常	阴盛气结，寒痰血瘀，症瘕积聚
数脉类	数脉	一息脉来五至以上，往来较快	热证，有力为实热，无力为虚热
	疾脉	脉来急疾，一息七八至以上，约每分钟脉搏跳动 120～140 次	阳极阴竭，元阳将脱
	促脉	脉往来急促，时有停止跳动，歇止时间较短，停止无一定的规律，即止无定数	阳热亢盛，气血痰食郁滞
	动脉	脉形如豆，厥厥动摇，滑数有力，关部较明显	痛证、惊证，妇女妊娠反应期可见此脉
虚脉类	虚脉	脉来迟慢，形大无力，轻按即得，重按空虚	虚证
	细脉	脉细如线，但应指明显	气血两虚，诸虚劳损，湿证
	微脉	极细极软，按之欲绝，似有若无	阴阳气血诸虚，阳气衰微
	代脉	应指缓弱，脉跳中间有停止，停止的时间较长，并有一定的规律，如跳三次停一次，续后均是三跳一停，非常规律	脏气衰微，风证，痛证
	短脉	脉搏跳动应指，不满三部，关部明显，寸尺低沉，不易触及	气病，有力为气滞，无力为气虚
实脉类	实脉	来势坚实有力，形大而长，举之有余，按之有力，来去俱盛	实证
	滑脉	往来流利，应指圆滑，如珠走盘，旋转流利	痰饮、食积、实热
	弦脉	形长而直，指下挺然，状如按琴弦，细直以长，有劲有弹力	肝胆病，痰饮，痛证，疟疾
	紧脉	脉形绷急，左右弹人，按之有余，举指甚数，往来有力，状如绞转紧张的绳索	寒证、痛证
	长脉	不大不小，脉体长直，超过本位，首尾端直，直上直下，如循长竿之长直	肝阳有余，火热邪毒等有余之症

以手按体，诊身体疾病

按诊是医生用于对患者肌肤、四肢、胸腹等病变部位进行触摸按压，分辨其温、凉、润、燥、软、硬、肿胀、包块及患者对按压的反应，如疼痛、喜按、拒按等，以推断疾病的部位和性质。

01 按诊的方法

1.诊前首先需选择好体位，然后充分暴露按诊部位。一般患者应取坐位或仰卧位。患者取坐位时，医生可面对患者而坐或站立进行，用左手稍扶身体，右手触摸按压某局部，多用于皮肤、手足、腧穴的按诊。按胸腹时，患者需采取仰卧位。全身放松，两腿自然伸直，两手臂放在身旁。医生站在患者右侧，用右手或双手对患者胸腹某些部位进行切按。在切按腹内肿块或腹肌紧张度时，可让患者屈起双膝，使腹肌松弛或做深呼吸，以便于切按。

2.触是以手指或手掌轻轻接触患者局部皮肤，如额部、四肢及胸腹部的皮肤，以了解肌肤的凉热、润燥等情况，用于分辨病属外感还是内伤，是否汗出以及阳气阴津之盈亏。

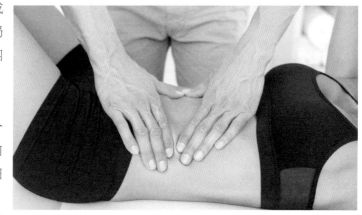

3.摸是以手指稍用力寻抚局部，如胸腹、腧穴、肿胀部位等，来探明局部的感觉情况，有无疼痛以及肿物的形态、大小等，以辨病位及虚实。

4.按是以重手按压或推寻局部，如胸腹、肿物部位，以了解深部有无压痛或肿块，肿块的形态、质地、大小、活动程度、肿胀程度、性质等，以辨脏腑虚实和邪气的痼结情况。

5.叩击法，是医生用手叩击患者身体某部，使之振动产生叩击音、波动感或振动感，以此来确定病变的性质和程度的一种检查方法。叩击法有直接叩击法和间接叩击法两种。

直接叩击法是医生用手指直接触击体表部位。例如，对膨胀患者可进行直接叩诊，若叩之如鼓者为气臌；叩之音浊者为水臌。也可将手放于患者腹部两侧对称部位，用一侧手叩击，若对侧手掌感到有震动波者，是有积水的表现。

间接叩击法是医生用左手掌平贴在体表，右手握成空拳叩击左手背，边叩边询问患者叩击部位的感觉，有无局部引痛，以推测病变部位和程度。如腰部有叩击痛，除考虑可能与局部骨骼疾病有关外，主要与肾脏疾病有关。

02 胸腹按诊

按胸部： 按虚里是按胸部的重要内容。虚里位于左乳下第四、五肋间，乳头下稍内侧，为心尖搏动处，为诸脉之所宗。正常情况下，虚里搏动不显，仅按之应手，其搏动范围直径2～5厘米，动而不紧，缓而不怠，动气聚而不散，节律清晰，是心气充盛，宗气积于胸中，为平人无病的征象。

诊虚里时，患者取仰卧位，医生站其右侧，用右手平抚于虚里部，注意诊察动气之强弱，至数和聚散。

> 按之其动微弱→宗气内虚；动而应衣→宗气外泄
>
> 按之弹手，洪大而搏，或绝而不应→心气衰绝
>
> 搏动数急而时有一止→中气不守
>
> 搏动迟弱，或久病体虚而动数→心阳不足
>
> 胸高而喘，虚里搏动散漫而数→心肺气绝
>
> 虚里动高，聚而不散→外感热邪或小儿食滞、痘疹将发

按胁部： 按胁部除在胸侧腋下至肋弓部位进行按、叩外，还应由中上腹部向肋弓方向轻循，并按至肋弓下，以了解胁内脏器等状况。

> 胁痛喜按，胁下按之空虚无力为肝虚。
>
> 胁下肿块，刺痛拒按，多为血瘀。
>
> 右胁下肿块，按之表面凹凸不平，应注意排除肝癌。
>
> 疟疾后左胁下可触及痞块，按之硬者为疟母。

按脘腹：是通过触按胃脘部及腹部，了解其凉热、软硬、胀满、肿块、压痛等情况，以辨别不同脏腑组织的发病及证之寒热虚实的诊断方法。

脘腹各部位的划分：膈以下为腹部。上腹部剑突的下方，称为心下。上腹部又称胃脘部，脐上部位称大腹。亦有称脐周部位为脐腹者。脐下部位至耻骨上缘称小腹。小腹的两侧称为少腹。

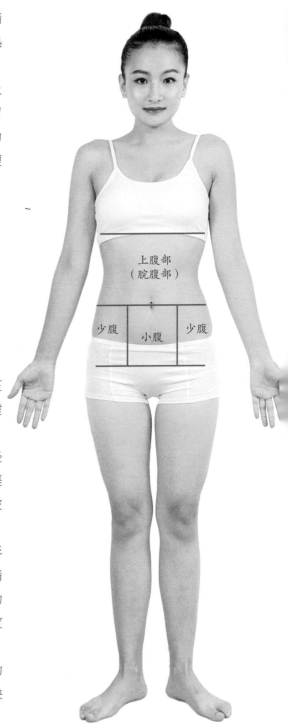

	腹部肌肤凉而喜温	寒证
腹部凉热	腹部肌肤灼热而喜凉	热证
	腹痛喜按	虚证
	腹痛拒按	实证

腹部按之手下饱满充实而有弹性、有压痛，为实满；腹部虽然膨满，但按之手下虚软而缺乏弹性，无压痛，为虚满。

两手分置于腹部两侧相对位置，一手轻轻叩拍腹壁，另一手则有波动感，按之如囊裹水，为水臌；一手轻轻叩拍腹壁，另一手无波动感，以手叩击如击鼓之膨膨然，为气臌。

检查腹部肿块要注意肿块的部位、形态、大小、硬度、有无压痛和能否移动等情况。凡肿块推之不移，肿块痛有定处者，为癥积，病属血分；肿块推之可移，或痛无定处，聚散不定者，为瘕聚，病属气分。

左少腹作痛，按之累累有硬块者，多为肠中宿粪；右少腹作痛而拒按，按之有包块应手者，常见于肠痈等病。

若腹中结块，按之起伏聚散，往来不定，或按之形如筋状、久按转移不定，或按之手下如蚯蚓蠕动者，多为虫积。

03 皮肤按诊

皮肤按诊是指触摸某些部位的皮肤，通过皮肤的寒热、润燥、滑涩、疼痛、肿胀、疮疡等不同反应，来分析疾病的寒热虚实及气血阴阳盛衰的诊断方法。

诊寒热：身热初按热甚，久按热反转轻者为热在表；久按其热反甚者为热在里。皮肤不热，红肿不明显者，多为阴证；皮肤灼热而红肿疼痛者，多为阳证。

诊润燥滑涩：一般来说，皮肤干瘪者，为津液不足；肌肤滑润者，为气血充盛；肌肤枯涩者，为气血不足。新病皮肤多滑润而有光泽，为气血未伤之表现。久病肌肤枯涩者，为气血两伤；肌肤甲错者，多为血虚失荣或瘀血所致。

诊疼痛：一般来说，肌肤满软，按之痛减者，为虚证；硬痛拒按者，为实证；轻按即痛者，病在表浅；重按方痛者，病在深部。

诊肿胀：按之凹陷，不能即起者，为水肿；按之凹陷，举手即起者，为气肿。

诊疮疡：一般来说，肿硬不热者，属寒证；肿处烙手而压痛者，属热证；根盘平塌漫肿者，属虚证；根盘收束而隆起者，属实证。

04 手足按诊

一般来说，凡手足俱冷者，为阳虚寒盛，属寒证；手足俱热者，多为阳盛热炽，属热证。

诊手足时，还要比较诊法。如手足心与手足背比较，若手足背热甚，多为外感发热；手足心热甚者，多为内伤发热。

05 腧穴按诊

按腧穴要注意发现穴位上是否有结节或条索状物，有无压痛或其他敏感反应，然后结合望、闻、问诊所得资料综合分析判断内脏疾病。如肺俞穴若摸到结节，或按中府穴有明显压痛者，为肺病反应；肝病患者在肝俞穴或期门穴常有压痛等。

能年皆度百歲，而

問曰：人年老而無

育氣盛，齒更發長

故有子；三七，腎

牙體盛壯；五七，

面皆焦，發始白；

故形壞而無子也。

又夫八歲，腎氣實，

滋陽和，故能有子；

筋骨隆盛，

衰竭于上，面焦，

四八，

所谓辨证，就是将四诊所收集的有关疾病的所有资料，运用中医学理论进行分析、综合、辨清疾病的原因、性质、部位及发展趋向，然后概括、判断为某种性质的征候的过程。而征候则是疾病过程中某一阶段或某一类型的病理概括。

也。岐伯回：女子七歲，

太衝脈盛，月事以時下，

天癸至，精氣溢瀉，

四七，筋骨堅，發長極，

六七，三陽脈衰于上，

天癸竭，地道不通，

强，故真牙生而長極；

發墮齒槁；六八，陽氣

不能動，天癸竭，精少

第三章

诊病核心，八纲辨证

辨证与诊病

❀ 八纲辨证是各种辨证的基础

　　八纲，即阴、阳、表、里、寒、热、虚、实，是辨证论治的理论基础之一。八纲辨证，就是医生对通过诊法所获得的各种病情资料，运用八纲进行分析综合，从而辨别病变位置的浅深，病情性质的寒热，邪正斗争的盛衰和病证类别的阴阳，以作为辨证纲领的方法。

　　八纲辨证是从八个方面对疾病本质做出纲领性的辨别。但是，八纲之间不是彼此孤立的，而是相互联系的、可变的，其间可以相兼、错杂、转化，如表里同病、虚实夹杂、寒热错杂、表证入里、里邪出表、寒证化热、热证转寒、实证转虚、因虚致实等，并且有可能出现征候的真假，如真热假寒、真实假虚等。这就大大增加了八纲辨证的复杂程度，从而可组合成许多种较为具体的类证纲领，如表实寒证、表寒里热证等，于是扩大了对病情进行辨证的可行性、实用性。临床上的征候尽管复杂、多变，但都可用八纲进行概括。

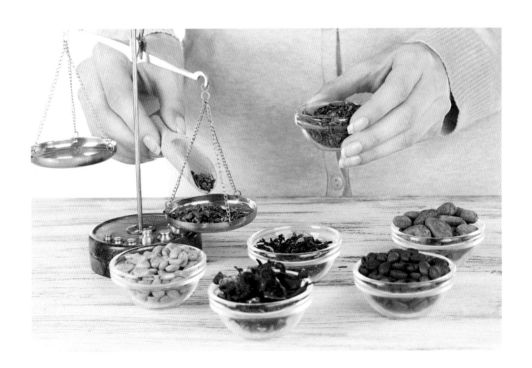

🏵 辨证是诊病的主要内容

辨证论治是中医在诊治疾病时应当遵循的原则，对疾病进行辨证诊断是中医学应有的、独特的内容，它是治疗时立法处方的主要依据。无论疾病病种是否明确，辨证论治都能够根据每个人的具体病情进行灵活处理，从而大大丰富了中医学对疾病的处理能力。

"证"是中医学的一个特有概念。在中医学的历史上以及现代文献中，对于"证"的概念和使用不太统一，有以证为症状者，亦有称病为证者。

"证"实际包括证名、征候、证型等概念。将疾病当前阶段的病位、病性等本质概括成一个诊断名称，这就是"证名"。如痰热壅肺证、肝郁脾虚证等。临床上有时又将证称为"征候"，即证为征候的简称。但严格地说，征候应是指每个证所表现的、具有内在联系的症状及体征，即征候为证的外候。临床较为常见、典型、证名规范的证，可称为"证型"。

八纲辨证是辨证的纲领，属于纲领证；病性辨证是辨别征候的性质，属于基础证；脏腑辨证是以病位为主的辨证方法，属于具体证……这些将于后面具体分述。

🏵 病证结合是诊病的基本原则

在中医学中，"病"与"证"是密切相关的不同概念。

病是对疾病全过程的特点与规律所做的概括，证是对疾病当前阶段的病位、病性等所做的结论。辨病和辨证，对于中医诊断来说都是重要的。辨病有利于从疾病全过程、特征上认识疾病的本质，重视疾病的基本矛盾；辨证则重在从疾病当前的表现中判断病变的位置与性质，抓住当前的主要矛盾。正由于"病"与"证"对疾病本质反映的侧重面有所不同，所以中医学强调要"辨病"与"辨证"相结合，从而有利于对疾病本质的全面认识。

对疾病进行思维分析时，有时是先辨病然后辨证，有时是先辨证然后再辨病。如果通过辨病而确定了病种，便可根据该病的一般演变规律而提示常见的证型，因而是在辨病基础上进行辨证。当疾病的本质尚反映不够充分时，先辨证不仅有利于当前的治疗，并且通过对证的变化的观察，有利于对疾病本质的揭示，从而确定病名。

辨表里，察病位

表里是一个相对的概念，它反映的是病势的深浅和病位的内外。就我们人体而言，躯壳为表，内脏为里。脏腑又分表里，腑为表，脏为里。再具体到身体的部位，我们身体的皮毛、肌腠、经络相对来说位于外部，这些部位受邪，属于表证；而脏腑、气血、骨髓被包含在身体之内，这些部位发病，统属里证。

> **表证：** 是指六淫疫疠邪气经皮毛、口鼻侵入时所产生的征候。
>
> **里证：** 是疾病深在于里（脏腑、气血、骨髓）的一类征候，它与表证相对而言。
>
> **半表半里证：** 外邪由表内传，尚未入于里，或里邪透表，尚未至于表，邪正相搏于表里之间。

下面我们通过表格对比来认识和鉴别表证与里证。

表里证鉴别要点

证型	病程	寒热症状	内脏征候	舌象	脉象
表证	短	发热与恶寒同时并见	不明显，以头身疼痛、鼻塞、喷嚏等为常见症状	少有变化	浮脉
里证	长	发热不恶寒或但寒不热	明显，可见咳喘、心悸、腹痛、呕吐、腹泻等表现	多有变化	沉脉或其他多种脉象
半表半里证	长	寒热往来	明显，有胸胁苦满等特有表现	多有变化	弦脉

辨寒热，察病性

寒热是辨别疾病性质的两个纲领。寒证与热证反映机体阴阳的偏盛与偏衰。阴盛或阳虚表现为寒证，阳盛或阴虚表现为热证。寒热辨证在治疗上有重要意义，《素问·至真要大论》说"寒者热之""热者寒之"，两者治法正好相反，所以寒热辨证必须确切无误。

> **寒证：**是疾病的本质属于寒性的征候。可以由感受寒邪而致，也可以由机体自身阳虚阴盛而致。
>
> **热证：**是疾病的本质属于热性的征候。可以由感受热邪而致，也可以由机体自身阴虚阳亢而致。

辨别寒证与热证，不能孤立地根据某一症状做判断，要对疾病的全部表现进行综合观察、分析，尤其是寒热的喜恶，口渴与不渴；面色的赤白，四肢的凉温，以及二便，舌象、脉象等方面更应细致观察。

寒热证鉴别要点

证型	寒热口渴	面色	二便	舌象	脉象
寒证	恶寒喜热，口不渴	白	大便稀溏，小便清长	舌淡，苔白腻	迟脉或紧脉
热证	恶热喜冷，口渴喜冷饮	红赤	大便干结，小便短赤	舌红，苔黄	数脉

辨虚实，察病势

虚实是辨别邪正盛衰的两个纲领。虚指正气不足，实指邪气盛实。虚证反映人体正气虚弱而邪气也不太盛。实证反映邪气太盛，而正气尚未虚衰，邪正相争剧烈。虚实辨证，可以掌握病者邪正盛衰的情况，为治疗提供依据，实证宜攻，虚证宜补。只有辨证准确，才能攻补适宜，免犯虚虚实实之误。

> **虚证**：是对人体正气虚弱各种临床表现的病理概括。虚证的形成，有先天不足、后天失养和疾病耗损等多种原因。
>
> **实证**：是对人体感受外邪，或体内病理产物堆积而产生的各种临床表现的病理概括。实证的成因有两个方面：一是外邪侵入人体，一是脏腑功能失调以致痰饮、水湿、瘀血等病理产物停积于体内所致。随着外邪性质的差异，致病之病理产物的不同，而有各自不同的征候表现。

虚证与实证的征候表现已分别介绍如上，但从临床来看，有一些症状，可出现于实证，也可见于虚证。例如，腹痛，虚证实证均可发生。因此，要鉴别虚实，必须四诊合参，通过望形体、舌象，闻声息，问起病，按胸腹、脉象等多方面进行综合分析。

虚实证鉴别要点

证型	病程	胸腹疼痛	发热恶寒	舌象	脉象
虚证	长（久病）	喜按，按之不痛，胀满时减	五心烦热，午后微热，畏寒，得衣近火则减	质嫩，苔少或无苔	无力
实证	短（新病）	拒按，按之疼痛，胀满不减	蒸蒸壮热，恶寒，添衣加被不减	质老，苔厚腻	有力

辨阴阳，察病类

阴阳是八纲辨证的总纲。在诊断上，可根据临床上征候表现的病理性质，将一切疾病分为阴阳两个主要方面。阴阳，实际上是八纲的总纲，它可概括其他六个方面的内容，即表、热、实属阳；里、寒、虚属阴。故有人称八纲为"二纲六要"。

> **阴证**：凡符合"阴"的一般属性的征候，称为阴证。如里证、寒证、虚证概属阴证范围。
>
> **阳证**：凡符合"阳"的一般属性的征候，称为阳证。如表证、热证、实证概属阳证范围。

阴阳消长是相对的，阳盛则阴衰，阴盛则阳衰。如诊得脉象洪大，舌红苔燥，兼见口渴、壮热等，便可知阳盛阴衰。如诊得脉象沉迟，舌白苔润，兼见腹痛、下利等证，便可知其阴盛阳衰。阴证与阳证，其要点可见于表里、寒热、虚实征候的鉴别之中，亦可从四诊角度进行对照鉴别。

虚实证鉴别要点

证型	恶寒发热	面色声息	二便	舌象	脉象
阴证	恶寒畏冷，喜温	面色苍白或暗淡，语声低微，静而少言，呼吸怯弱，气短	小便清长或短少，大便溏泄气腥	舌淡胖嫩，舌苔润滑	脉沉、细、迟、无力等
阳证	身热，恶热，喜凉	面色潮红或通红，语声壮厉，烦而多言，呼吸气粗	小便短赤涩痛，大便干硬或秘结不通，或有奇臭	舌红绛，苔黄燥或黑而生芒刺	脉浮、洪、数、大、滑、有力等

病因辨证，看疾病的病理本质

外来的致病邪气——六淫与疫疠

六淫包括风、寒、暑、湿、燥、火六种外来的致病邪气。六淫的致病特点：一是与季节和居住环境有关，如夏季炎热，患暑病的人多；久居潮湿之地，易感受湿邪。二是六淫属外邪，多经口鼻、皮毛侵入人体，病初常见表证。三是六淫常相合致病，而在疾病发展过程中又常常相互影响或转化。

六淫辨证，是根据患者所表现的症状、体征等，对照六淫病邪的致病特点，通过分析，辨别疾病当前病理本质中是否存在着六淫征候。

六淫	感受邪气	临床表现	致病特点
风淫（风证）	风邪	发热恶风，头痛，汗出，咳嗽，鼻塞流涕。苔薄白、脉浮缓，或肢体颜面麻木不仁，口眼㖞斜，或颈项强直，四肢抽搐，或皮肤瘙痒	发病急、消退快、游走不定
寒淫（寒证）	寒邪	恶寒发热，无汗，头痛，身痛，喘咳，鼻塞，苔薄白，脉浮紧。或手足拘急，四肢厥冷，脉微欲绝；或腹痛肠鸣，泄泻，呕吐等	凝滞收引，易伤人阳气，阻碍气血运行
暑淫（暑证）	暑邪	伤暑，感热，汗出，口渴，疲乏，尿黄，舌红，苔白或黄，脉象虚数。中暑，发热，猝然昏倒，汗出不止，口渴，气急，甚或昏迷惊厥，舌绛干燥，脉濡数	必见热象，最易耗气伤津，常与湿邪相混成病
湿淫（湿证）	湿邪	伤湿，则头涨而痛，胸前作闷，口不作渴，身重而痛，发热体倦，小便清长，舌苔白滑，脉濡或缓。冒湿，则首如裹，遍体不舒，四肢懈怠，脉来濡弱，湿伤关节，则关节酸痛重着，屈伸不利	易阻碍气机，损伤阳气，病变常缠绵留着，不易速去

六淫	感受邪气	临床表现	致病特点
燥淫（燥证）	燥邪	凉燥：恶寒重，发热轻，头痛，无汗，咳嗽，喉痒，鼻塞，舌白而干，脉象浮；温燥：身热，微恶风寒，头痛少汗，口渴心烦，干咳痰少，甚或痰中带血，皮肤及鼻咽干燥，舌干苔黄，脉象浮数	易伤津液
火淫（火证）	火热病邪	壮热，口渴，面红目赤，心烦，汗出，或烦躁谵妄，衄血，吐血，斑疹，或躁扰发狂，或见痈脓，舌质红绛，脉象洪数或细数	常见全身或局部有显著热象，易耗伤阴津动风，亦可迫血妄行而出血

疫疠又名温病。是指由感染瘟疫病毒而引起的传染性病证。疫疠致病的特点是有一定的传染源和传染途径，传染性强，死亡率高。其传染源有二：一是自然环境，即通过空气传染；二是人与人互相传染，即通过接触传染，其传染途径是通过呼吸道与消化道。

疫疠致病常表现为：病初恶寒发热俱重，继之壮热，头身疼痛，面红或垢滞，口渴引饮，汗出，烦躁，甚则神昏谵语，四肢抽搐，舌红绛，苔黄厚干燥或苔白如积粉，脉数有力。

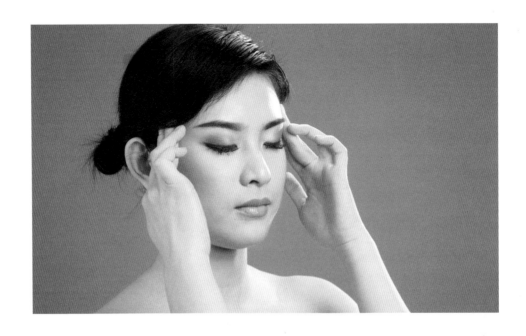

✤ 来自情志的致病因素——七情内伤

七情，即喜、怒、忧、思、悲、恐、惊七种情志活动。情志致病有三个特点：一是由耳目所闻，直接影响脏腑气机，致脏腑功能紊乱，气血不和，阴阳失调。如怒则气上，恐则气下，惊则气乱，悲则气消，思则气结，喜则气缓。二是与个人性格、生活环境有关。如性格急躁者，易被怒伤；而性格孤僻者，常被忧思所伤。三是不同的情志变化，所影响的内脏也不同。如喜伤心、怒伤肝、思伤脾、悲伤肺、恐伤肾。

喜伤：精神恍惚，思维不集中，甚则神志错乱，语无伦次，哭笑无常，举止异常，脉缓。

怒伤：头晕或胀痛，面红目赤，口苦，胸闷，善叹息，急躁易怒，两胁胀满或窜痛，或呃逆，呕吐，腹胀，泄泻，甚则呕血，昏厥，脉弦。

思伤：可见头晕目眩，健忘心悸，倦怠，失眠多梦，食少，消瘦，腹胀便溏，舌淡，脉缓。

悲伤：见面色惨淡，时时吁叹饮泣，精神萎靡不振，脉弱。

恐伤：少腹胀满，遗精滑精，二便失禁。

忧伤：情志抑郁，闷闷不乐，神疲乏力，食欲不振，脉涩。

惊伤：情绪不安，表情惶恐，心悸失眠，甚至神志错乱，言谈举止失常。

✤ 来自生活的致病因素——饮食与劳逸

正常饮食是人体维持生命活动之气血阴阳的主要来源之一。但饮食失宜能导致疾病的发生，为内伤病的主要致病因素之一。

劳逸，包括过度劳累和过度安逸两个方面。正常的劳动和体育锻炼，有助于气血流通，增强体质。必要的休息，可以消除疲劳，恢复体力和脑力，不会使人致病。只有比较长时间的过度劳累，或体力劳动，或脑力劳动，或房劳过度，过度安逸，完全不劳动不运动，才能成为致病因素而使人发病。

饮食所伤： 饮食伤在胃，则胃痛，恶闻食臭，食纳不佳，胸膈痞满，吞酸嗳腐，舌苔厚腻，脉滑有力。饮食伤在肠，则见腹痛泄泻，若误食毒品，则恶心呕吐，或吐泻交作，腹痛如绞，或见头痛、痉挛、昏迷等。

劳逸所伤： 过劳，则倦怠乏力，嗜卧，懒言，食欲减退。过逸，则体胖行动不便，动则喘促，心悸短气，肢软无力。

房事所伤： 头晕耳鸣，腰膝酸软，形体消瘦。男子遗精，早泄，阳痿；女子梦交，宫寒不孕，经少经闭，带下清稀量多。

❀ 来自意外伤害的致病因素——外伤与染毒

外伤征候，是指外受创伤，如金刃、跌打、兽类咬伤及毒虫蜇伤所引起的局部症状及整体所反映的征候。外伤致病主要伤及皮肉筋骨，导致气血瘀滞。其次为染毒，毒邪入脏，神明失主，甚至危及生命。

金刃、跌仆所伤证： 轻者局部青紫，肿胀、疼痛，活动不便，或破损出血；重者伤筋折骨，疼痛剧烈；若内伤脏腑，则吐血、下血；若陷骨伤脑，则戴眼直视，神昏不语。

虫兽所伤证： 毒虫蜇伤，轻者局部红肿疼痛，出疹，肢体麻木疼痛；重者头痛，昏迷。

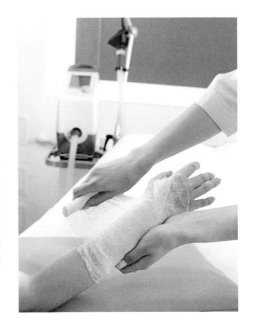

气血津液辨证，辨疾病的病理性质

气病辨证

气的病变颇多，常见征候可概括为气虚、气陷、气滞、气逆等四种主要类型。

虚实	气病	致病因素	临床表现
虚证	气虚证	久病体虚，劳累过度，年老体弱	少气懒言，神疲乏力，头晕目眩，自汗，活动时诸证加剧，舌淡苔白，脉虚无力
	气陷证	气虚证的进一步发展，或劳累用力过度，损伤某一脏器	头晕目花，少气倦怠，久痢久泄，腹部有坠胀感，脱肛或子宫脱垂等。舌淡苔白，脉弱
实证	气滞证	情志不舒，或邪气内阻，或阳气虚弱，温运无力等因素导致气机阻滞	胸胁、脘腹等处或损伤部位的胀闷或疼痛，疼痛性质可为胀痛、窜痛、攻痛，症状时轻时重，部位不固定，按之一般无形，痛胀常随嗳气、肠鸣、矢气等而减轻，或症状随情绪变化而增减，脉象多弦
	气逆证	以肺胃之气上逆和肝气升发太过为多见	肺气上逆，则见咳嗽喘息；胃气上逆，则见呃逆、嗳气、恶心、呕吐；肝气上逆，则见头痛、眩晕、昏厥、呕血等

血病辨证

血的病变，一方面是血液亏虚，不能濡养机体，属于虚证；另一方面是血液运行障碍，而为血瘀、血热、血寒，多属实证。

虚实	血病	致病因素	临床表现
虚证	血虚证	禀赋不足；或脾胃虚弱，生化乏源；或各种急慢性出血；或久病不愈；或思虑过度，暗耗阴血；或瘀血阻络新血不生；或因患肠寄生虫病	面白无华或萎黄，唇色淡白，爪甲苍白，头晕眼花，心悸失眠，手足发麻，妇女经血量少色淡，经期错后或闭经，舌淡苔白，脉细无力
实证	血瘀证	寒邪凝滞，以致血液瘀阻，或由气滞而引起血瘀；或因气虚推动无力，血液瘀滞；或因外伤及其他原因造成血液流溢脉外，不能及时排出和消散	疼痛如针刺刀割，痛有定处，拒按，常在夜间加剧。肿块在体表者，色呈青紫；在腹内者，紧硬按之不移。出血反复不止，色泽紫暗，中夹血块，或大便色黑如柏油。面色黧黑，肌肤甲错，口唇爪甲紫暗，或皮下紫斑，或肤表丝状如缕，或腹部青筋外露，或下肢筋青胀痛等。妇女常见经闭。舌质紫暗，或见瘀斑瘀点，脉象细涩
	血热证	烦劳，嗜酒，恼怒伤肝，房事过度	咯血、吐血、尿血、衄血、便血，妇女月经先期、量多，血热、心烦、口渴、舌红绛，脉滑数
	血寒证	感受寒邪	足或少腹冷痛，肤色紫暗发凉，喜暖恶寒，得温痛减，妇女月经延期，痛经，经色紫暗，夹有血块，舌紫暗，苔白，脉沉迟涩

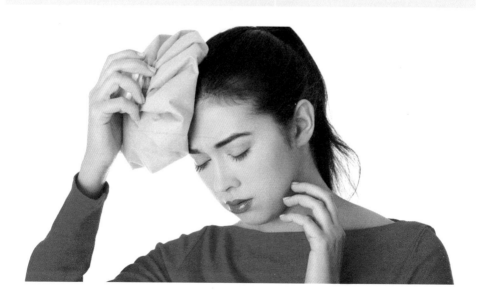

❧ 气血同病辨证

气血同病辨证，是用于既有气的病证，同时又兼见血的病证的一种辨证方法。

气和血具有相互依存、相互滋生、相互为用的密切关系，因而在发生病变时，气血常可相互影响，既见气病，又见血病，即为气血同病。气血同病常见的症候有气滞血瘀、气虚血瘀、气血两虚、气不摄血、气随血脱等。

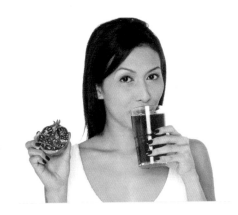

虚实	气血同病	致病因素	临床表现
虚证	气血两虚证	久病不愈，气虚不能生血，或血虚无以化气	头晕目眩，少气懒言，乏力自汗，面色淡白或萎黄，心悸失眠，舌淡而嫩，脉细弱等
	气虚失血证（气不摄血证）	久病气虚，失其摄血之功	吐血，便血，皮下瘀斑，崩漏，气短，倦怠乏力，面色白而无华，舌淡，脉细弱等
	气随血脱证	多由肝、胃、肺等脏器本有宿疾而脉道突然破裂，或外伤，或妇女崩中、分娩等引起	大出血时突然面色苍白，四肢厥冷，大汗淋漓，甚至晕厥。舌淡，脉微细欲绝，或浮大而散
实证	气滞血瘀证	情志不遂，或外邪侵袭，导致肝气久郁不解	胸胁胀满走窜疼痛，性情急躁，并兼见痞块刺痛拒按，妇女经闭或痛经，经色紫暗夹有血块，乳房痛胀等症，舌质紫暗或有紫斑，脉弦涩
本虚标实	气虚血瘀证	久病气虚，运血无力而逐渐形成瘀血内停	面色淡白或晦滞，身倦乏力，少气懒言，疼痛如刺，常见于胸胁，痛处不移，拒按，舌淡暗或有紫斑，脉沉涩

❀ 津液病辨证

津液病辨证是分析津液病证的辨证方法。津液的病变，一方面是津液生成不足或丧失过多，出现津液亏虚的征候；另一方面是脏腑功能失调，津液的分布、排泄障碍，导致水液停聚，而产生痰、饮、水肿等病理变化。

津液不足证，多由燥热灼伤津液，或因汗、吐、下及失血等所致。常表现为口渴咽干，唇燥而裂，皮肤干枯无泽，小便短少，大便干结，舌红少津，脉细数。

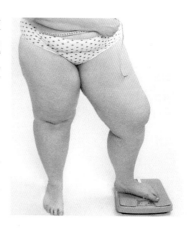

病证	分类	致病因素	临床表现
水液停聚证	水肿 — 阳水	外感风邪，或水湿浸淫	眼睑先肿，继而头面，甚至遍及全身，小便短少，来势迅速。皮肤薄而光亮。并兼有恶寒发热，无汗，舌苔薄白，脉象浮紧。或兼见咽喉肿痛，舌红，脉象浮数。或全身水肿，来势较缓，按之没指，肢体沉重而困倦，小便短少，脘闷纳呆，呕恶欲吐，舌苔白腻，脉沉
	水肿 — 阴水	劳倦内伤、脾肾阳衰，正气虚弱	身肿，腰以下为甚，按之凹陷不易恢复，脘闷腹胀，纳呆食少，大便溏稀，面色白，神疲肢倦，小便短少，舌淡，苔白滑，脉沉缓。或水肿日益加剧，小便不利，腰膝冷痛，四肢不温，畏寒神疲，面色白，舌淡胖，苔白滑，脉沉迟无力
	痰饮 — 痰证	外感六淫，内伤七情，导致脏腑功能失调	咳嗽咳痰，痰质黏稠，胸脘满闷，纳呆呕恶，头晕目眩，或神昏癫狂，喉中痰鸣，或肢体麻木，见瘰疬、瘿瘤、乳癖、痰核等，舌苔白腻，脉滑
	痰饮 — 饮证	多由脏腑功能衰退等原因引起	咳嗽气喘，痰多而稀，胸闷心悸，甚或倚息不能半卧，或脘腹痞胀，水声漉漉，泛吐清水，或头晕目眩，小便不利，肢体浮肿，沉重酸困，苔白滑，脉弦

脏腑辨证

❖ 心与小肠病辨证

心的病变主要表现为血脉运行失常及精神意识思维改变等方面。例如心悸、心痛、失眠、神昏、精神错乱、脉结代或促等症常是心的病变。

心的病证有虚实。虚证多由久病伤正，禀赋不足，思虑伤心等因素，导致心气心阳受损，心阴、心血亏耗；实证多由痰阻、火扰、寒凝、瘀滞、气郁等引起。

心病辨证要点

虚实	辨证	证型	辨证要点
虚证	气	心气虚证	心脏及全身功能活动衰弱
	血	心血虚证	心的常见症状与血虚证共见
	阴	心阴虚证	心的常见症状与阴虚证共见
	阳	心阳虚证	在心气虚证的基础上出现虚寒症状
		心阳暴脱证	在心阳虚的基础上出现虚脱亡阳症状
实证	火	心火亢盛证	心及舌、脉等有关组织出现实火内炽的症状
	瘀	心血瘀阻证	胸部憋闷疼痛，痛引肩背内臂，时发时止
	痰	痰迷心窍证	神志不清，喉有痰声，舌苔白腻
	痰＋火	痰火扰心证	外感病：高热、痰盛、神志不清；内伤病：心烦失眠、心志失常

小肠的病变主要反映在清浊不分、转输障碍等方面，如小便失常、大便溏泄等。小肠的常见病证有小肠实热证、小肠虚寒证和小肠气痛证。

> **小肠实热证**：以心火热炽及小便赤涩灼痛为辨证要点。常表现为心烦口渴，口舌生疮，小便赤涩，尿道灼痛，尿血，舌红苔黄，脉数等症状。
>
> **小肠虚寒证**：常表现为肢冷乏力，畏寒畏冷，口淡不渴，喜暖喜按，小便频数清长等症状。

🌸 肺与大肠病辨证

肺的病变，主要为气失宣降，肺气上逆，或腠理不固及水液代谢方面的障碍，临床上往往出现咳嗽、气喘、胸痛、咯血等症状。大肠的病变主要是传导功能失常，主要表现为便秘与泄泻。

肺的病证有虚实之分，虚证多见气虚和阴虚，实证多见风寒燥热等邪气侵袭或痰湿阻肺所致。大肠病证有湿热内侵、津液不足以及阳气亏虚等。

肺病辨证要点

虚实	证型	辨证要点	临床表现
虚证	肺气虚证	咳喘无力，气少不足以息和全身功能活动减弱	咳喘无力，气少不足以息，动则益甚，体倦懒言，声音低怯，痰多清稀，面色㿠白，或自汗畏风，易于感冒，舌淡苔白，脉虚弱
	肺阴虚证	干咳痰少或咯血，口干舌燥＋阴虚内热证	干咳无痰，或痰少而黏，口燥咽干，形体消瘦，午后潮热，五心烦热，盗汗，颧红，甚则痰中带血，声音嘶哑，舌红少津，脉细数
实证	风寒束肺证	咳嗽＋风寒表证	咳嗽痰稀薄色白，鼻塞流清涕，微微恶寒，轻度发热，无汗，苔白，脉浮紧
	风热犯肺证	咳嗽＋风热表证	咳嗽痰稠色黄，鼻塞流黄浊涕，身热，微恶风寒，口干咽痛，舌尖红苔薄黄，脉浮
	燥邪犯肺证	干咳少痰，干燥少津	干咳无痰，或痰少而黏，不易咳出。唇、舌、咽、鼻干燥欠润，或身热恶寒，或胸痛咯血。舌红苔白或黄，脉数
	痰热壅肺证	咳嗽咳痰，痰黄稠量多，腥臭味，有脓血	咳嗽，咳痰黄稠而量多，胸闷，气喘息粗，甚则鼻翼煽动，或喉中痰鸣，烦躁不安，发热口渴，或咳吐脓血腥臭痰，胸痛，大便秘结，小便短赤，舌红苔黄腻，脉滑数
	痰湿阻肺证	咳嗽，痰多质黏色白，易咳	咳嗽，痰多质黏色白，易咳，胸闷，甚则气喘痰鸣，舌淡苔白腻，脉滑

大肠病辨证鉴别

大肠病	主证	兼证	舌苔	脉象
大肠湿热证	下痢脓血或黄色稀水	腹痛，里急后重，肛门灼热，身热口渴，小便短赤	舌红苔黄腻	滑数或濡数
大肠液亏证	大便秘结难解，数日一行	口干咽燥，或口臭，头晕	舌红少津	细涩
肠虚滑泄证	便泄无度或失禁脱肛	腹痛隐隐，喜按喜温	舌淡苔白滑	弱

🏵 肝与胆病辨证

肝的病证有虚实之分，虚证多见肝血、肝阴不足。实证多见于风阳妄动，肝火炽盛，以及湿热寒邪犯扰等。

肝的病变主要表现在疏泄失常，血不归藏，筋脉不利等方面。直开窍于目，故多种目疾都与肝有关。肝的病变较为广泛和复杂，如胸胁少腹胀痛、窜痛，情志活动异常，头晕胀痛，手足抽搐，肢体震颤，以及月经不调，睾丸胀痛等，常与肝有关。胆病常见口苦发黄，失眠和胆怯易惊等情绪的异常。

肝、胆病辨证要点

虚实		证型	辨证要点
肝病	虚证	肝血虚	筋脉、爪甲、目睛失养＋血虚见证
		肝阴虚	头目筋脉肝络失润＋阴虚见证
	实证	肝郁气滞	情志抑郁或易怒，肝经部位胀痛，妇女月经不调
		肝火上炎	头晕胀痛，胁肋灼痛，急躁易怒＋实火见证
		寒凝肝脉	肝经部位冷痛＋实寒见证
		肝胆湿热	胁肋胀痛，厌食腹胀，身目发黄，阴部湿热瘙痒＋湿热见证

	虚实	证型	辨证要点
肝病	虚实夹杂	肝阳上亢	头晕胀痛，头重脚轻，腰膝酸软
		肝阳化风	肝阳上亢病史，突发动风，或猝然昏倒，半身不遂
		热极生风	高热神昏，手足抽搐，颈项强直，角弓反张，两目上视，牙关紧闭＋实热见证
		血虚生风	手足震颤，肌肉跳动，关节拘急不利，肢体麻木，眩晕耳鸣，面白无华，爪甲不荣
		阴虚生风	手足蠕动，午后潮热，五心烦热，口咽干燥，形体消瘦
胆病	实证	胆郁痰扰	惊悸，失眠，眩晕，苔黄腻

❖ 脾与胃病辨证

脾胃共处中焦，经脉互为络属，具有表里的关系。脾主运化水谷，胃主受纳腐熟，脾升胃降，共同完成饮食物的消化吸收与输布，为气血生化之源，后天之本。脾又具有统血、主四肢肌肉的功能。

脾胃病证皆有寒热虚实之不同。脾的病变主要反映在运化功能的失常和统摄血液功能的障碍，以及水湿潴留、清阳不升等方面；胃的病变主要反映在食不消化，胃失和降，胃气上逆等方面。

脾病常见腹胀腹痛，泄泻便溏，浮肿，出血等症。胃病常见脘痛，呕吐，嗳气，呃逆等症。

脾、胃病辨证要点

	虚实	证型	辨证要点
脾病	虚证	脾气虚证	胃脘隐痛，腹胀，纳呆＋气虚见证
		脾气下陷证	内脏下垂，脾气虚见证
		脾不统血证	脾气虚见证＋出血见证
		脾阳虚证	脾气虚见证＋虚寒见证

	虚实	证型	辨证要点
脾病	实证	寒湿困脾证	食少便溏，头身困重，面目发黄，黄色晦暗如烟熏，或肢体浮肿，小便短少
		脾胃湿热证	呕恶便溏，肢体困重，或面目肌肤发黄，色泽鲜明如橘子，皮肤发痒，或身热起伏，汗出热不解
胃病	虚证	胃阴虚证	胃部隐隐灼痛，饥不欲食 + 阴虚见证
		胃阳虚证	胃部隐痛，喜温喜按，得食痛减
	实证	胃火炽盛证	胃脘灼痛拒按，吞酸 + 实热见证
		食滞胃脘证	胃脘胀满或胀痛呕吐，泄泻酸腐食物
		胃腑气滞证	胃脘胀痛，痛窜两胁

❀ 肾与膀胱病辨证

肾的病变主要反映在生长发育、生殖功能、水液代谢的异常方面，临床常见症状有腰膝酸软而痛，耳鸣耳聋，发白早脱，齿牙动摇，阳痿遗精，精少不育，女子经少经闭，以及水肿、二便异常等。

膀胱的病变主要反映为小便异常及尿液的改变，临床常见尿频、尿急、尿痛、尿闭以及遗尿、小便失禁等症。

肾、膀胱病辨证要点

	虚实	证型	辨证要点
肾病	虚证	肾阳虚证	腰膝酸软，性与生殖功能减退 + 阴虚见证
		肾阴虚证	腰酸耳鸣，男子遗精，女子月经失调 + 阴虚见证
		肾气不固证	腰膝酸软，耳鸣耳聋，小便频数清长，男子滑精、早泄，女子白带清稀、胎动易滑
		肾虚水泛证	水肿，腰以下肿 + 阳虚见证
		肾不纳气证	久病咳喘，呼多吸少，气不得续，动则益甚
		肾精不足证	小儿生长发育迟缓，成人生殖功能低下，性功能低下、早衰

	虚实	证型	辨证要点
膀胱病	实证	膀胱湿热证	尿频，尿急，尿痛＋湿热见证

❋ 脏腑兼病辨证

凡两个或两个以上脏器相继或同时发病者，即为脏腑兼病。一般来说，脏腑兼病在病理上有着一定的内在规律，只要具有表里、生克、乘侮关系的脏器，兼病较常见，反之则为较少见。因此在辨证时应注意辨析发病脏腑之间的因果关系，这样在治疗时才能分清主次灵活运用。

脏腑兼病，征候极为复杂，但一般以脏与脏、脏与腑的兼病常见。具有表里关系的病变，已在五脏辨证中论述，现对临床最常见的兼证进行讨论。

脏腑兼病辨证要点

脏腑辨证	辨证要点
心肺气虚	心悸，咳喘，胸闷气短＋气虚见证
心脾两虚	心悸，失眠，食少腹胀，便溏，出血＋气虚见证
心肾不交	心悸，失眠，腰膝酸软，遗精＋阴虚见证
心肾阳虚	心悸，怔忡，浮肿＋虚寒见证
肝脾不调	胸胁胀满、窜痛，善太息，腹胀，便溏
肝胃不和	胃脘、胁肋胀痛或窜痛，嗳气，呃逆
肝火犯胃	咳嗽或咯血，胸胁灼痛，急躁易怒＋实热见证
肝肾阴虚	头痛，耳鸣，腰膝酸软，胁痛，遗精，经少＋虚热见证
肺脾气虚	腹胀，食少便溏，咳嗽气短＋气虚见证
肺肾阳虚	咳嗽痰少，腰膝酸软，遗精，月经不调＋虚热见证
脾肾阳虚	腰腹冷痛，久泻久痢，浮肿＋虚寒见证

经络辨证

经络辨证，是以经络学说为理论依据，对病人的若干症状体征进行分析综合，以判断病属何经、何脏、何腑，从而进一步确定发病原因、病变性质、病理机转的一种辨证方法，是中医诊断学的重要组成部分。

十二经病证辨证要点

经络辨证	临床表现
手太阴肺经病证	咳嗽，气喘，咯血，咽喉肿痛，胸部胀满，缺盆部、肩背及手臂内侧前缘痛等
手阳明大肠经病证	鼻出血，鼻流清涕，齿痛，咽喉肿痛，颈、肩前、上肢外侧前缘痛，肠鸣腹痛，泄泻，下痢赤白等
足阳明胃经病证	肠鸣，腹胀，水肿，胃脘痛，呕吐，易饥，鼻衄，口喝，咽喉肿痛，胸腹及下肢外侧前缘痛，发热，发狂等
足太阴脾经病证	嗳气，呕吐，胃脘痛，腹胀，便溏，黄疸，身重无力，舌根强痛，股膝内侧肿胀、厥冷等
手少阴心经病证	心痛，心悸，胁痛，失眠，盗汗，咽干口渴，上臂内侧痛，手心热等
手太阳小肠经病证	耳聋，目黄，咽喉痛，颊肿，少腹痛，肩臂外侧后缘痛等
足太阳膀胱经病证	小便不通，遗尿，癫狂，疟疾，目痛，迎风流泪，鼻塞流涕，鼻出血，头痛，项背腰臀部及下肢后面疼痛等
足少阴肾经病证	遗尿，尿频，遗精，阳痿，月经不调，气喘，咯血，舌干，咽喉肿痛，水肿，腰脊痛，股内侧后缘痛，下肢无力，足心热等
手厥阴心包经病证	心痛，心悸，心烦，胸闷，面赤，腋下肿，癫狂，上肢拘急，手心热等
手少阳三焦经病证	腹胀，水肿，小便不利，耳聋，耳鸣，目外眦痛，颊肿，咽喉肿痛，耳后、肩、臂、肘外侧痛等
足少阳胆经病证	头痛，目外眦痛，颔痛，目眩，口苦，缺盆部肿痛，腋下痛，胸胁、股及下肢外侧痛等
足厥阴肝经病证	腰痛，胸满，少腹痛，疝气，头顶痛，咽干，呕逆，遗尿，小便不利，精神失常等

（左侧竖排表头：十二经病证）

奇经八脉病证的临床表现

经络辨证	临床表现
督脉病证	脊柱强痛，角弓反张，头痛，癫痫等
任脉病证	带下，月经不调，不孕，不育，疝气，遗精，遗尿，尿闭，胃脘少腹痛，阴中痛等
冲脉病证	腹内拘急而痛，月经不调，不孕，不育，气喘等
带脉病证	腹部胀满，腰部弛缓无力，带下，子宫下垂，下肢痿软
阳跷脉病证	癫痫，不眠，内眼角赤痛，腰背痛，下肢痉挛，足外翻等
阴跷脉病证	癫痫，多眠，少腹痛，腰骶连阴中痛，下肢痉挛，足内翻
阳维脉病证	恶寒，发热等表证
阴维脉病证	胸痛，心痛，胃痛，阴中疼痛等里证

(左侧合并单元格：奇经八脉病证)

十五络脉病证的临床表现

经络辨证	临床表现
手太阴络脉病证	手腕、手掌部发热，呼吸气短，遗尿，尿频
手少阴络脉病证	胸膈胀满，不能说话
手厥阴络脉病证	心痛，心烦
手阳明络脉病证	齿痛，耳聋，牙齿发冷，胸膈闷塞不畅
手太阳络脉病证	关节纵缓，肘部痠酸，皮肤生疣
手少阳络脉病证	肘关节拘挛，肘关节弛缓不收
足阳明络脉病证	癫狂，足胫部肌肉萎缩、松弛，咽部肿痛，突然音哑
足太阳络脉病证	鼻塞，鼻流清涕，头痛，背痛，鼻出血
足少阳络脉病证	足部厥冷，下肢瘫痪，不能起立
足太阴络脉病证	腹内绞痛，霍乱吐泻
足少阴络脉病证	尿潴留，腰痛，心烦胸闷
足厥阴络脉病证	阳强不倒，阴部瘙痒，睾丸肿胀，疝气
任脉之络病证	腹部皮肤胀痛及瘙痒
督脉之络病证	脊柱强直，头部沉重，摇头
脾之大络病证	遍身疼痛，四肢关节松软无力

(左侧合并单元格：十五络脉病证)

学习了中医的基础理论、四诊合参及八纲辨证后，我们要将这些理论知识应用于实践，才能真正学会如何诊病。无论是我们自己还是亲人朋友，在生活中难免会产生各种各样的疾病，本章我们将学习如何运用诊病知识诊断内科常见病。

第四章

诊病实践，
辨内科常见病

咳嗽

在历代，咳嗽的概念并不完全等同于我们现在所说的咳嗽。有声音而无痰称为咳，有点类似于我们所说的干咳；有痰而没有声音称为嗽；有痰有声才是咳嗽。但是临床很多情况下都是痰声并见，要将两者截然分开有一定难度，所以都是以咳嗽并称。咳嗽既是独立性的病证，又是肺系多种病证的一个症状。

辨病因

咳嗽分外感咳嗽与内伤咳嗽，均是病邪进入人体，引起肺气不清失于宣肃，迫气上逆而作咳。

《河间六书·咳嗽论》中的这句话就概括了咳嗽的外感病因，"寒、暑、湿、燥、风、火六气，皆令人咳嗽"。由于气候突变或调摄失宜，外感六淫从口鼻或皮毛侵入，使肺气被束，肺失肃降，迫气上逆而作咳。

内伤则包括饮食、情志及肺脏自病。

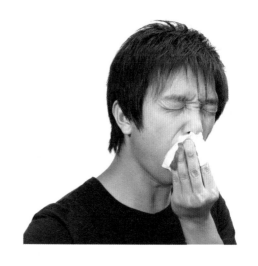

1.**饮食不当**：嗜烟好酒，内生火热，熏灼肺胃，灼津生痰；或生冷不节，肥甘厚味，损伤脾胃，致痰浊内生，上犯于肺，阻塞气道，致肺气上逆而作咳。

2.**情志刺激**：肝失调达，气郁化火，气火循经上逆犯肺，致肺失肃降而作咳。

3.**肺脏自病**：常由肺系疾病日久，病情反复而不稳定，拖延而不愈，耗气伤阴，肺不能主气，肃降无权而肺气上逆作咳；或肺气虚不能布津而成痰，肺阴虚而虚火灼津为痰，痰浊阻滞，肺气不降而上逆作咳。

分证望闻问切

☞ 外感咳嗽

风寒袭肺

【望诊】咳痰稀薄色白，常伴流清涕，舌苔薄白

【闻诊】咳嗽声重，气急

【问诊】无汗，喉痒，鼻塞，头痛，肢体酸楚，恶寒发热

【切诊】脉浮或浮紧

风热犯肺

【望诊】痰黏稠或稠黄，伴鼻流黄涕，舌苔薄黄

【闻诊】咳嗽频剧，气粗，或咳声沙哑

【问诊】咳时汗出，喉燥咽痛，恶风身热，头痛肢酸楚，口渴

【切诊】脉浮数或浮滑

风燥伤肺

【望诊】无痰或痰少而粘连成丝，或痰中带有血丝，舌质红干而少津，苔薄白或薄黄

【闻诊】干咳，连声作呛

【问诊】咽喉干痛，咳痰不爽，唇鼻干燥，口干，常伴鼻塞，头痛，畏寒，身热

【切诊】脉浮

☞ 内伤咳嗽

痰湿蕴肺

【望诊】痰多，痰黏腻或稠厚成块，色白或带灰色，舌苔白腻

【闻诊】咳声重浊

【问诊】咳嗽反复发作，尤以晨起咳甚，胸闷气憋，痰出则咳缓、憋闷减轻。常伴体倦，脘痞，腹胀，大便时溏

【切诊】脉濡滑

痰热郁肺

【望诊】痰多黏稠或为黄痰，咳吐不爽，或痰有热腥味，或咳吐血痰，面赤，舌苔薄黄腻，舌质红

【闻诊】咳嗽气息急促，或喉中有痰声

【问诊】胸胁胀满，或咳引胸痛，身热，口干欲饮

【切诊】脉滑数

肝火犯肺

【望诊】咳时面赤，痰量少质黏，或痰如絮状，舌红或舌边尖红，舌苔薄黄少津

【闻诊】上气咳逆阵作

【问诊】常感痰滞咽喉，咳之难出，咳引胸胁胀痛，咽干口苦，症状随情绪波动而变化

【切诊】脉弦数

肺阴亏耗

【望诊】痰少黏白，或痰中带血丝，舌质红，少苔，或舌上少津

【闻诊】咳声短促，声音逐渐嘶哑

【问诊】干咳，口干咽燥，常伴有午后潮热，手足心热，夜寐盗汗

【切诊】脉细数

鉴别诊断

疾病	主要表现	检查
哮病	喉中哮鸣有声，呼吸气促困难，甚则喘息不能平卧	胸部X线检查一般无特殊改变，久病可见肺气肿影像改变，查体可见肺气肿体征
喘病	呼吸困难，甚至张口抬肩，鼻翼扇动，不能平卧	听诊两肺可闻及干湿性啰音或哮鸣音
肺胀	咳嗽，胸部胀满，喘逆上气，烦躁心慌，甚至颜面紫暗，肢体浮肿等	X线、心电图等检查支持西医学肺气肿、肺心病的诊断
肺痨	咳嗽、咯血、潮热、盗汗、身体消瘦等	胸部X线检查
肺癌	咳嗽或咯血，咳嗽多为刺激性呛咳，病情发展迅速，呈恶液质	肺部X线检查及痰细胞学检查

喘病

喘病是指由于外感或内伤，导致肺失宣降，肺气上逆或气无所主，肾失摄纳，以致呼吸困难，甚则张口抬肩，鼻翼扇动，不能平卧等为主要临床特征的一种病证。喘病是一种常见病证，也可见于多种急、慢性疾病过程中。中医对喘病有系统的理论，积累了丰富的治疗经验，在辨证论治的前提下，有显著的治疗效果。

辨病因

喘病的病因很复杂，外邪侵袭、饮食不当、情志失调、劳欲久病等均可成为喘病的病因，引起肺失宣降，肺气上逆或气无所主，肾失摄纳便成为喘病。

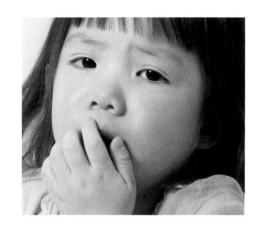

1. **外邪侵袭**：外感风寒或风热之邪，未能及时表散，邪蕴于肺，壅阻肺气，肺气不得宣降，因而上逆作喘。

2. **饮食不当**：恣食生冷、肥甘，或嗜酒伤中，脾失健运，痰浊内生；或急慢性疾患影响于肺，致肺气受阻，气津失布，津凝痰生，痰浊内蕴，上阻肺气，肃降失常，发为喘促。

3. **情志失调**：忧思气结，肝失调达，气失疏泄，肺气痹阻，或郁怒伤肝，肝气上逆于肺，肺气不得肃降，升多降少，气逆而喘。

4. **劳欲久病**：肺系久病，咳伤肺气，或久病脾气虚弱，肺失充养，肺之气阴不足，以致气失所主而喘促。若久病迁延，由肺及肾，或劳欲伤肾，精气内夺，肺之气阴亏耗，不能下荫于肾，肾之真元伤损，根本不固，则气失摄纳，上出于肺，出多入少，逆气上奔为喘。

分证望闻问切

⟳ 实喘

风寒闭肺

【望诊】痰多稀薄色白，舌苔薄白而滑

【闻诊】喘息，呼吸气促，咳嗽

【问诊】胸部胀闷，头痛，鼻塞，无汗，恶寒，或伴发热，口不渴

【切诊】脉浮紧

痰热遏肺

【望诊】痰多黏稠色黄，或夹血色，面红，苔黄或腻

【闻诊】喘咳气涌

【问诊】胸部胀痛，胸中烦热，身热，汗出口渴喜冷饮，咽干，尿赤，或大便秘结

【切诊】脉滑数

痰浊阻肺

【望诊】咳嗽痰多黏腻色白，苔厚腻色白

【闻诊】喘，咯吐不利

【问诊】喘而胸满闷窒，甚则胸盈仰息，兼有呕恶纳呆，口黏不渴

【切诊】脉滑

饮凌心肺

【望诊】痰稀白，面目肢体浮肿，面唇青紫，舌胖黯，苔白滑

【闻诊】喘咳气逆

【问诊】倚息难以平卧，心悸，小便量少，怯寒肢冷

【切诊】脉沉细

肝气乘肺

【望诊】苔薄

【闻诊】呼吸短促，息粗气憋，咳嗽痰鸣不著，喘后如常人

【问诊】每遇情志刺激而诱发，发病突然，胸闷胸痛，咽中如窒，或失眠、心悸，平素常多忧思抑郁

【切诊】脉弦

☞ 虚喘

肺气虚

【望诊】痰吐稀薄，舌质淡红

【闻诊】喘促短气，气怯声低，喉有鼾声，咳声低弱

【问诊】自汗畏风，极易感冒

【切诊】脉软弱

肾气虚

【望诊】形瘦神疲，面青肢冷，或有足背肿，舌淡苔薄

【闻诊】气息短促，呼多吸少

【问诊】喘促日久，动则喘甚，气不得续，小便常因咳甚而失禁，或尿后余沥

【切诊】脉微细或沉弱

喘脱

【望诊】张口抬肩，鼻翼扇动，咳吐泡沫痰，烦躁不安，面青唇紫，汗出如珠

【闻诊】喘逆甚剧，或有痰鸣

【问诊】端坐不能平卧，稍动则喘剧欲绝，心慌动悸，肢冷

【切诊】脉浮大无根，或见歇止，或模糊不清

鉴别诊断

疾病	主要表现	辨证要点
气短	呼吸微弱而浅促，或短气不足以息，似喘而无声，也没有身体摆动、腹部呼吸起伏大的表现	喘病以呼吸困难，张口抬肩，甚至不能平卧为特征
哮病	指声响言，为喉中有哮鸣音	喘指气息言，为呼吸气促困难，一般说来，哮必兼喘，喘未必兼哮

便秘

便秘是以大便秘结不通，排便时间延长，或欲大便而排出困难为临床特征的一种大肠病证。便秘既是一种独立的病证，也是一个在多种急慢性疾病过程中经常出现的症状，本节仅讨论前者。

辨病因

便秘的病因是多方面的，其中主要的有外感寒热之邪，内伤饮食情志，病后体虚，阴阳气血不足等。本病病位在大肠，并与脾胃肺肝肾密切相关。

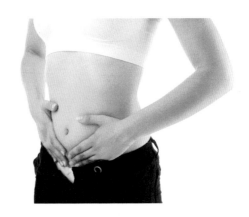

1.**肠胃积热**：素体阳盛，或热病之后，余热留恋，或肺热肺燥，下移大肠，或过食醇酒厚味，或过食辛辣，或过服热药，均可致肠胃积热，耗伤津液，肠道干涩失润，粪质干燥，难于排出，形成所谓"热秘"。

2.**气机郁滞**：忧愁思虑，脾伤气结；或抑郁恼怒，肝郁气滞；或久坐少动，气机不利，均可导致腑气郁滞，通降失常，传导失职，糟粕内停，不得下行，或欲便不出，或出而不畅，或大便干结而成气秘。

3.**阴寒积滞**：恣食生冷，凝滞胃肠；或外感寒邪，直中肠胃；或过服寒凉，阴寒内结，均可导致阴寒内盛，凝滞胃肠，传导失常，糟粕不行，而成冷秘。

4.**气虚阳衰**：饮食劳倦，脾胃受损；或素体虚弱，阳气不足；或年老体弱，气虚阳衰；或久病产后，正气未复；或过食生冷，损伤阳气，均可导致气虚阳衰，气虚则大肠传导无力，阳虚则肠道失于温煦，阴寒内结，便下无力，使排便时间延长，形成便秘。

分证望闻问切

👉 实秘

肠胃积热

【望诊】面红，舌红苔黄燥

【闻诊】口臭，气粗喘息

【问诊】大便干结，小便短赤，腹胀腹痛，身热，心烦不安，口干

【切诊】脉滑数

阴寒积滞

【望诊】舌苔白腻

【闻诊】呃逆，呕吐

【问诊】大便艰涩，腹痛拘急，胀满拒按，胁下偏痛

【切诊】手足不温，脉弦紧

气机郁滞

【望诊】面色无华，舌苔薄腻

【闻诊】嗳气频作

【问诊】大便干结，或不甚干结，欲便不得出，或便而不畅，肠鸣矢气，腹中胀痛，胸胁满闷，饮食减少

【切诊】脉弦

👉 虚秘

气虚

【望诊】面白神疲，肢倦，舌淡苔白

【闻诊】气短，嗳气频作

【问诊】粪质不干硬，有便意，但临厕排便困难，需用力才排出，排出时汗出，便后乏力，懒言

【切诊】脉弱

血虚

【望诊】形体消瘦，舌红少苔

【闻诊】言语低微

【问诊】大便干结，如羊屎状，头晕耳鸣，心烦失眠，潮热盗汗，腰酸膝软

【切诊】脉细数

阳虚

【望诊】面色苍白，舌淡苔白

【闻诊】懒言喜卧

【问诊】大便或干或不干，皆排出困难，小便清长，腹中冷痛，得热痛减，腰膝冷痛

【切诊】四肢不温，脉沉迟

鉴别诊断

病证	主证特点	兼证	舌象脉象
热结便秘	大便秘结	口臭唇疮，面赤身热，尿短赤	舌红，苔黄燥，脉滑实
气滞便秘	大便秘结	胸胁满闷，纳少嗳气，腹中胀满	苔薄腻，脉弦
气虚便秘	便出不硬，临厕努挣不下，挣则乏力汗出，甚则虚脱晕倒	气短神疲，气怯，面白	舌淡苔薄，脉虚弱
血虚便秘	大便秘结，努挣难下	面色苍白无华，头晕，心悸	舌质淡嫩，脉细涩
寒结便秘	大便秘结，艰涩难下	腹中冷痛，四肢凉冷	舌淡，苔白，脉沉迟
燥结便秘	大便秘结，干结如羊屎	口唇干燥，或胸痛噎食难下	舌焦苔黑，脉细数

糖尿病

糖尿病，中医学称为消渴病。消渴之名，首见于《素问·奇病论》，根据病机及症状的不同，《黄帝内经》还有消瘅、膈消、肺消、消中等名称的记载。消渴病是由于先天禀赋不足，复因情志失调、饮食不节等原因所导致的以阴虚燥热为基本病机，以多尿、多饮、多食、乏力、消瘦，或尿有甜味为典型临床表现的一种疾病。

辨病因

消渴病的病机主要在于阴津亏损，燥热偏盛，而以阴虚为本，燥热为标，两者互为因果，阴越虚则燥热越盛，燥热越盛则阴越虚。消渴病变的脏腑主要在肺、胃、肾，尤以肾为关键。

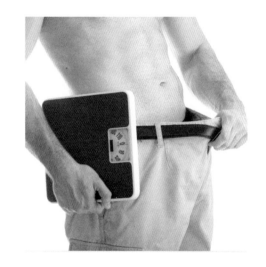

1. 禀赋不足。早在春秋战国时代，医家已认识到先天禀赋不足是引起消渴病的重要内在因素。

2. 饮食失节。长期过食肥甘，醇酒厚味，辛辣香燥，损伤脾胃，致脾胃运化失职，积热内蕴，化燥伤津，消谷耗液，发为消渴。

3. 情志失调。长期过度的精神刺激，如郁怒伤肝，肝气郁结，或劳心竭虑，营谋强思等，以致郁久化火，火热内燔，消灼肺胃阴津而发为消渴。

4. 劳欲过度。房事不节，劳欲过度，肾精亏损，虚火内生，则火因水竭益烈，水因火烈而益干，终致肾虚肺燥胃热俱现，发为消渴。

分证望闻问切

☞ 上消

肺热津伤

【望诊】舌边尖红，苔薄黄

【闻诊】音哑，口臭，尿臊

【问诊】烦渴多饮，口干舌燥，尿频量多

【切诊】脉洪数

☞ 中消

胃热炽盛

【望诊】形体消瘦，苔黄

【闻诊】口中气热有酸臭味

【问诊】多食易饥，口渴，尿多，大便干燥

【切诊】脉滑实有力

☞ 下消

肾阴亏虚

【望诊】皮肤干燥，舌红，苔少

【闻诊】声音嘶哑，尿有甜味

【问诊】尿频量多，混浊如脂膏，或尿甜，腰膝酸软，乏力，头晕耳鸣，口干唇燥，皮肤瘙痒

【切诊】脉细数

阴阳两虚

【望诊】面容憔悴，耳轮干枯，舌苔淡白而干

【闻诊】口中有烂苹果味，或口中有血腥味，气微声弱，尿有甜味

【问诊】小便频数，混浊如膏，甚至饮一溲一，腰膝酸软，畏寒，阳痿或月经不调

【切诊】四肢欠温，脉沉细无力

病证	病机	征候	渴与小便情况
消渴	胃中燥热	大渴，久渴，恣饮渴不止	渴而小便多，随饮随溲
常病渴饮	胃火内生，水液不足	暴泻	渴，小便少
胃家实	胃肠积滞，阻碍转输	烦渴引饮	渴，小便少，大便秘结
水逆	蓄水不化，水不上输	渴欲饮，水入即吐	口干，小便不利

注：

　　胃家实：指邪热结于阳明、津液受伤所出现的征候。见于《伤寒论·辨阳明病脉证并治》第180条："阳明之为病，胃家实是也。"

　　水逆：见于《伤寒论·辨太阳病脉证并治》："（太阳）中风发热，六七日不解而烦，有表里证，渴欲饮水，水入则吐者，名曰水逆。"

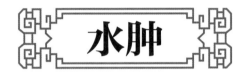

水肿

水肿是指体内水液潴留，泛滥肌肤，引起眼睑、头面、四肢、腹背甚至全身浮肿，严重者还可伴有胸水、腹水等。

辨病因

外感风寒湿热之邪，水湿浸渍，疮毒浸淫，饮食劳倦，久病体虚等导致脾、肺、心、肾脏腑功能失调，三焦决渎失司，膀胱气化不利，体内水液潴留，泛滥肌肤，即可发为水肿。

1. **风邪外袭**：风邪外袭，内舍于肺，肺失宣降通调，上则津液不能宣发外达以营养肌肤，下则不能通调水道而将津液的代谢废物变化为尿，以致风遏水阻，水液潴留体内，泛滥肌肤，发为水肿。

2. **湿毒浸淫**：肺主皮毛，脾主肌肉。痈疡疮毒生于肌肤，未能清解而内归肺脾，脾伤不能升津，肺伤失于宣降，以致水液潴留体内，泛滥肌肤，发为水肿。

3. **水湿浸渍**：脾气受困，脾喜燥而恶湿。久居湿地，或冒雨涉水，水湿之气内侵；或平素饮食不节，过食生冷，均可使脾为湿困，而失其运化之职，致水湿停聚不行，潴留体内，泛滥肌肤，发为水肿。

4. **湿热内盛**：三焦壅滞，湿热内侵，久羁不化；或湿郁化热，湿热内盛，使中焦脾胃失其升清降浊之能，三焦为之壅滞，水道不通，以致水液潴留体内，泛滥肌肤，发为水肿。

5. **饮食劳倦**：伤及脾胃，饮食失调，或劳倦过度，或久病伤脾，脾气受损，运化失司，水液代谢失常，引起水液潴留体内，泛滥肌肤，而成水肿。

6. **肾气虚衰**：气化失常，生育不节，房劳过度，或久病伤肾，以致肾气虚衰，不能化气行水，遂使膀胱气化失常，引起水液潴留体内，泛滥肌肤，而成水肿。

分证望闻问切

☞ 阳水

风水泛滥

【望诊】浮肿起于眼睑，继则四肢及全身皆肿，甚者眼睑浮肿，眼合不能开

【闻诊】声音嘶哑

【问诊】多有恶寒发热，肢节酸痛，小便短少

【切诊】脉浮滑数或浮紧

湿毒浸淫

【望诊】身发疮痏，甚则溃烂，或咽喉红肿，或乳蛾肿大，继则眼睑浮肿，延及全身，舌质红，苔薄黄

【闻诊】呼吸粗促，溃烂处气味微臭，尿臊

【问诊】乳蛾疼痛，小便不利，恶风发热

【切诊】脉浮数或滑数

水湿浸渍

【望诊】全身水肿，按之没指，苔白腻

【闻诊】呼吸浅促，少言寡语，声音低弱

【问诊】小便短少，身体困重，胸闷腹胀，纳呆，泛恶

【切诊】脉沉缓

湿热壅盛

【望诊】遍体浮肿，皮肤绷急光亮，舌红，苔黄腻

【闻诊】口气少热微臭，尿臊，大便臭，喘息不得卧

【问诊】胸脘痞闷，烦热口渴，或口苦口黏，小便短赤，或大便干结

【切诊】脉滑数或沉数

☞ 阴水

脾阳虚衰

【望诊】身肿，腰以下为甚，按之凹陷不易恢复，面色不华，舌质淡，苔白腻或白滑

【闻诊】少气懒言，呼吸微弱，大便味腥

【问诊】脘腹胀闷，纳减便溏，食少，神倦肢冷，小便短少，大便溏

【切诊】脉沉缓或沉弱

肾阳衰微

【望诊】面浮身肿，腰以下为甚，按之凹陷不起，神疲，面色苍白或灰滞，舌质淡胖，苔白

【闻诊】尿无臊味，气促

【问诊】心悸，腰部冷痛酸重，尿量减少，四肢厥冷，怯寒

【切诊】脉沉细或沉迟无力

鉴别诊断

病证	鉴别要点	病因	浮肿表现
水肿	头面、眼睑、四肢、腹背甚至全身浮肿	外感风寒湿热之邪，水湿浸渍，疮毒浸淫，饮食劳倦，久病体虚等	先出现眼睑、头面或下肢浮肿，渐次出现四肢及全身浮肿，病情严重时才出现腹部胀大，而腹壁无青筋暴露
鼓胀	以腹水为主，但也可出现四肢，甚则全身浮肿	酒食不节，情志所伤，久病黄疸、积证，血吸虫侵袭，劳倦过度，脾虚等	先出现腹部胀大，病情较重时才出现下肢浮肿，甚至全身浮肿，腹壁多有青筋暴露

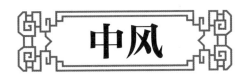

中风

中风是指骤然出现半身不遂，口眼㖞斜，舌强语謇，或猝然昏仆，不省人事的一种疾病，又称卒口。本病多见于中老年人，四季皆可发病，但以冬春两季最为多见。

辨病因

1. **积损正衰**：年老体弱，或久病气血亏损，脑脉失养。气虚则运血无力，血流不畅，而致脑脉瘀滞不通；阴血亏虚则阴不制阳，内风动越，携痰浊、瘀血上扰清窍，突发本病。

2. **劳倦内伤**：烦劳过度，伤耗阴精，阴虚而火旺，或阴不制阳易使阳气鸱张，引动风阳，内风旋动，则气火俱浮，或兼挟痰浊、瘀血上壅清窍脉络。

3. **脾失健运**：过食肥甘醇酒，致使脾胃受伤，脾失运化，痰浊内生，郁久化热，痰热互结，壅滞经脉，上蒙清窍；或素体肝旺，气机郁结，克伐脾土，痰浊内生；或肝郁化火，烁津成痰，痰郁互结，携风阳之邪，窜扰经脉，而发为中风。

4. **情志过极**：七情所伤，肝失调达，气机郁滞，血行不畅，瘀结脑脉；暴怒伤肝，则肝阳暴涨，或心火暴盛，风火相煽，血随气逆，上冲犯脑。凡此种种，均易引起气血逆乱，上扰脑窍而发为中风。尤以暴怒引发本病者最为多见。

分证望闻问切

☞ 中脏腑

痰热内闭清窍（阳闭）

【望诊】神昏或昏愦，半身不遂，肢体强痉拘急，甚则手足厥冷，频繁抽搐，偶见呕血，舌质红绛，舌苔黄腻或干腻

【闻诊】鼻鼾痰鸣

【问诊】项背身热，躁扰不宁

【切诊】脉弦滑数

痰湿蒙塞心神（阴闭）

【望诊】突发神昏，半身不遂，肢体松懈，瘫软不温，面白唇暗，舌质暗淡，舌苔白腻

【闻诊】无特殊闻诊内容

【问诊】无特殊问诊内容

【切诊】甚则四肢逆冷，脉沉滑或沉缓

元气败脱，神明散乱（脱证）

【望诊】突然神昏或昏愦，肢体瘫软，手撒，二便失禁，舌痿，舌质紫暗，苔白腻

【闻诊】无特殊闻诊内容

【问诊】无特殊问诊内容

【切诊】肢冷汗多，重则周身湿冷，脉沉缓、沉微

☞ 中经络

风痰瘀血，痹阻脉络

【望诊】半身不遂，口舌㖞斜，舌质暗淡，舌苔薄白或白腻

【闻诊】言謇或不语

【问诊】舌强，偏身麻木，头晕目眩

【切诊】脉弦滑

肝阳暴亢，风火上扰

【望诊】半身不遂，或口舌㖞斜，面红目赤，舌质红或红绛

【闻诊】言謇或不语

【问诊】偏身麻木，舌强，眩晕头痛，口苦咽干，心烦易怒，尿赤便干

【切诊】脉弦有力

痰热腑实，风痰上扰

【望诊】半身不遂，口舌㖞斜，舌质暗红或暗淡，苔黄或黄腻

【闻诊】言语謇涩或不语

【问诊】偏身麻木，腹胀便干便秘，头晕目眩，咳痰或痰多

【切诊】脉弦滑或偏瘫侧脉弦滑而大

气虚血瘀

【望诊】半身不遂，口舌㖞斜，口角流涎，面色苍白，手足肿胀，舌质暗淡，舌苔薄白或白腻

【闻诊】言语謇涩或不语，气短

【问诊】偏身麻木，乏力，心悸，自汗，便溏

【切诊】脉沉细、细缓或细弦

鉴别诊断

疾病	主证	兼证
中风	突然昏仆、半身不遂、口舌㖞斜、言语謇涩或不语、偏身麻木	头痛，眩晕，呕吐，二便失禁或不通，烦躁，抽搐，痰多，呃逆，舌强、舌㖞、舌卷，舌质暗红或红绛，舌有瘀点、瘀斑；苔薄白、白腻、黄或黄腻；脉象多弦
口僻	口眼㖞斜	耳后疼痛，流涎，言语不清
痫病	猝然昏仆	昏迷时四肢抽搐，口吐涎沫，双目上视，或做异常叫声，醒后一如常人，且肢体活动多正常，发病以青少年居多
厥证	神昏	四肢逆冷，一般移时苏醒，醒后无半身不遂、口舌㖞斜、言语不利等症
痉病	四肢抽搐，项背强直，甚至角弓反张	神昏，但无半身不遂、口舌㖞斜、言语不利等症状
痿病	手足软弱无力，筋脉弛缓不收，肌肉萎缩	起病时无突然昏倒不省人事，口舌㖞斜，言语不利。以双下肢或四肢为多见，或见有患肢肌肉萎缩，或见筋惕肉瞤

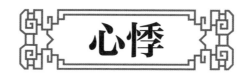

心悸

心悸是因外感或内伤，致气血阴阳亏虚，心失所养；或痰饮瘀血阻滞，心脉不畅，引起以心中急剧跳动，惊慌不安，甚则不能自主为主要临床表现的一种病证。

辨病因

心悸的发病，或由惊恐恼怒，动摇心神，致心神不宁而为惊悸；或因久病体虚，劳累过度，耗伤气血，心神失养，若虚极邪盛，无惊自悸，悸动不已，则成为怔忡。

1. 体虚久病： 禀赋不足，素体虚弱，或久病失养，劳欲过度，气血阴阳亏虚，以致心失所养，发为心悸。

2. 饮食劳倦： 嗜食膏粱厚味，煎炸炙熰，蕴热化火生痰，或伤脾滋生痰浊，痰火扰心而致心悸。劳倦太过伤脾，或久坐卧伤气，引起生化之源不足，而致心血虚少，心失所养，神不潜藏，而发为心悸。

3. 七情所伤： 平素心虚胆怯，突遇惊恐或情怀不适、悲哀过极、忧思不解等七情扰动，忤犯心神，心神动摇，不能自主而心悸。

4. 感受外邪： 风寒湿三气杂至，合而为痹，痹证日久，复感外邪，内舍于心，痹阻心脉，心之气血运行受阻，发为心悸；或风寒湿热之邪，由血脉内侵于心，耗伤心之气血阴阳，亦可引起心悸。如温病、疫毒均可灼伤营阴，心失所养而发为心悸。

5. 药物中毒： 药物过量或毒性较剧，损害心气，甚则损伤心质，引起心悸，如附子、乌头，或西药洋地黄、奎尼丁、肾上腺素、阿托品等，当用药过量或不当时，均能引发心动悸、脉结代一类征候。

分证望闻问切

☞ 心虚胆怯

风寒袭肺

【望诊】食少纳呆，苔薄白

【闻诊】无特殊闻诊内容

【问诊】心悸不宁，善惊易恐，坐卧不安，少寐多梦而易惊醒，恶闻声响

【切诊】脉细略数或细弦

心脾两虚

【望诊】面色无华，神疲乏力，舌淡红

【闻诊】气短

【问诊】心悸，头晕目眩，少寐多梦，健忘，纳呆食少，腹胀便溏

【切诊】脉细弱

心阳不振

【望诊】面色苍白，舌淡苔白

【闻诊】气短，动则尤甚

【问诊】心悸不安，胸闷，形寒肢冷

【切诊】脉虚弱，或沉细无力

心血瘀阻

【望诊】唇甲青紫，舌质紫暗或有瘀斑

【闻诊】无特殊闻诊内容

【问诊】心悸，胸闷不适，心痛时作，痛如针刺

【切诊】脉涩或结或代

水气凌心

【望诊】下肢浮肿，呕吐，流涎，小便短少，舌淡苔滑

【闻诊】无特殊闻诊内容

【问诊】心悸，胸闷痞满，渴不欲饮，形寒肢冷，伴有眩晕、恶心

【切诊】沉细而滑

黄疸

黄疸是以目黄、身黄、尿黄为主要临床表现的一种肝胆病证。综合历代文献记载，黄疸名目很多，均系黄疸的不同类型。本病以疾病的名称、性质、病原体和脾胃虚寒、症瘕积聚、饮食、后天不足等辨其虚实寒热。

辨病因

黄疸的病因主要有外感时邪，饮食所伤，脾胃虚弱及肝胆结石、积块瘀阻等，其发病往往是内外因相因为患。

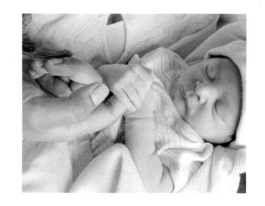

1. 外感时邪：外感湿浊、湿热、疫毒等时邪自口而入，蕴结于中焦，脾胃运化失常，湿热熏蒸于脾胃，累及肝胆，以致肝失疏泄，胆液不循常道，随血泛溢，外溢肌肤，上注眼目，下流膀胱，使身目小便俱黄，而成黄疸。

2. 饮食所伤：饥饱失常或嗜酒过度，皆能损伤脾胃，以致运化功能失职，湿浊内生，随脾胃阴阳盛衰或从热化或从寒化，熏蒸或阻滞于脾胃肝胆，致肝失疏泄，胆液不循常道，随血泛溢，浸淫肌肤而发黄。

3. 脾胃虚弱：素体脾胃虚弱，或劳倦过度，脾伤失运，气血亏虚，久之肝失所养，疏泄失职，而致胆液不循常道，随血泛溢，浸淫肌肤，发为黄疸。若素体脾阳不足，病后脾阳受伤，湿由内生而从寒化，寒湿阻滞中焦，胆液受阻，致胆液不循常道，随血泛溢，浸淫肌肤，也可发为黄疸。

此外，肝胆结石、积块瘀阻胆道，胆液不循常道，随血泛溢，也可引起黄疸。

分证望闻问切

👉 阳黄

热重于湿

【望诊】目白睛发黄，迅速至全身发黄，色泽鲜明，小便赤黄，舌红，苔黄腻或黄糙

【闻诊】声高气重

【问诊】右胁疼痛，壮热口渴，口干口苦，恶心呕吐，脘腹胀满，大便秘结，小便短少

【切诊】右胁拒按，脉弦滑或滑数

湿重于热

【望诊】身目发黄如橘，舌苔厚腻微黄

【闻诊】恶心呕吐，大便恶臭

【问诊】右胁疼痛，脘闷腹胀，头重身困，纳呆便溏，厌食油腻，口黏不渴，小便不利

【切诊】脉濡缓或弦滑

疫毒发黄

【望诊】身目呈深黄色，或神昏，皮下紫斑，继之嗜睡昏迷，舌质红绛，苔黄褐干燥

【闻诊】谵语，口干苦有臭味，呕吐频作

【问诊】胁痛，脘腹胀满，疼痛拒按，壮热烦渴，尿少便结，烦躁不安，或衄血尿血

【切诊】或有腹水，脉弦大或洪大

👉 阴黄

寒湿阻遏

【望诊】身目俱黄，黄色晦暗不泽或如烟熏，舌淡苔白腻

【闻诊】无特殊闻诊内容

【问诊】右胁疼痛，痞满食少，神疲畏寒，腹胀便溏，口淡不渴

【切诊】脉濡缓或沉迟

脾虚湿郁

【望诊】身目俱黄，黄色较淡而不鲜明，舌淡苔薄白

【闻诊】语声低怯，气短

【问诊】胁肋隐痛，食欲不振，肢体倦怠乏力，心悸，食少腹胀，大便溏薄

【切诊】脉濡细

男科妇科疾病很多，其表现在人体的症状也不尽相同。本章主要介绍一些常见的男科妇科疾病的诊断，在诊断过程中难免会有读者根据自身的症状对号入座，我们建议应及时至医院就诊治疗，以做到早期发现，早期治疗，以免贻误病情。

第五章

诊病实践，
辨男科妇科疾病

遗精

遗精是指已婚男子不因性生活而精液自出，或在睡眠中发生，或在清醒时发生遗精，每周超过 1 次以上；或未婚男子频繁发生精液遗泄，每周超过 2 次以上，并持续 1 个月以上者。有梦而遗精者，称为梦遗；无梦而遗，甚至清醒时精液自出者，称为滑精。

辨病因

本病的发病多由于房事不节，先天不足，用心过度，思欲不遂，饮食不节，湿热侵袭等所致。病机主要是君相火旺，扰动精室；湿热痰火下注，扰动精室；劳伤心脾，气不摄精；肾精亏虚，精关不固。

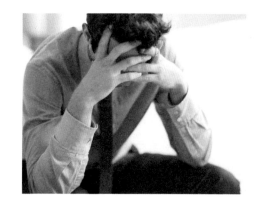

1. **君相火旺**：劳心过度，心阴暗耗，心火偏亢，心火不能下交于肾，肾水不能上济于心，心肾不交，水亏火旺，扰动精室，发为遗精。

2. **湿热痰火下注**：饮食不节，醇酒厚味，损伤脾胃，酿湿生热，或蕴痰化火，湿热痰火流注于下；或湿热之邪侵袭下焦，湿热痰火扰动精室，发为遗精。

3. **劳伤心脾**：素禀心脾亏虚，或劳心太过，或体劳太过，以致心脾亏虚，气不摄精，发为遗精。

4. **肾虚不固，先天不足**：禀赋素亏；或青年早婚，房事过度；或少年无知，频犯手淫，导致肾精亏虚。若致肾气虚或肾阳虚，则下元虚惫，精关不固，而致滑精。

分证望闻问切

♂ 君相火旺

风寒袭肺

【望诊】精神不振，舌质红

【闻诊】无特殊闻诊内容

【问诊】少寐多梦，梦中遗精，伴有心中烦热，头晕目眩，倦怠乏力，心悸不宁，善恐健忘，口干，小便短赤

【切诊】脉细数

湿热下注

【望诊】或尿时有少量精液外流，口舌生疮，苔黄腻

【闻诊】尿时精液外流有腥臭味，口苦有臭时，小便有臊味，大便溏而臭

【问诊】遗精频作，或有梦或无梦，小便热赤浑浊；或尿涩不爽，口苦或渴，心烦少寐；或见脘腹痞闷，恶心

【切诊】脉濡数

劳伤心脾

【望诊】面色萎黄，舌淡，苔薄白

【闻诊】气短，声低惊惕，便溏味腥

【问诊】劳累则遗精，心悸不宁，失眠健忘，四肢困倦，食少

【切诊】脉细弱

肾虚不固

【望诊】颧赤，形瘦发落齿摇，舌红少苔

【闻诊】少气懒言，声低气弱，尿无味

【问诊】梦遗频作，甚至滑精，腰酸膝软，咽干，心烦，眩晕耳鸣，健忘失眠，低热，盗汗

【切诊】脉细数

肝火亢盛

【望诊】面红目赤，口苦咽干，舌红苔黄

【闻诊】口中气热，有酸臭味，叹息声重，小便有臊味

【问诊】多为梦遗，阳器易举，烦躁易怒，胸胁不舒，小便短赤

【切诊】脉弦数

阴虚火旺

【望诊】舌质红，苔少

【闻诊】无特殊闻诊内容

【问诊】多梦而遗，夜寐不安，头目昏花，耳鸣心悸，神疲乏力，腰酸膝软，五心烦热，或见盗汗

【切诊】脉细数

鉴别诊断

疾病	精液流出	次数
遗精	已婚男子不因性生活而精液自出；成年未婚男子频繁发生精液遗泄	已婚男子每周超过1次以上；成年未婚男子每周超过2次以上
溢精	成年未婚男子，或婚后夫妻分居者，精液自出，并无不适感觉或其他症状	1个月1～2次
早泄	性交开始，或性交前，精液提前泄出	—
精浊	尿道口时时流出米泔样或者糊状油物，非精液，茎中作痒疼痛，痛甚如刀割样	—

阳痿

阳痿是临床上最常见的性功能障碍，通常指青壮年男子阴茎不能勃起，虽有勃起但不坚硬，或不能维持以致无法完成性交的病症。其中以功能性阳痿多见，一般认为与精神或心理因素有关。阳痿常与遗精、早泄并见。常伴有神疲乏力，腰酸膝软，头晕耳鸣，畏寒肢冷，阴囊阴茎冷缩，或局部冷湿，精液清稀冰冷，精少或精子活动力低下，或会阴部坠胀疼痛，小便不畅，滴沥不尽，或小便清白、频多等症。

辨病因

阳痿的病因比较复杂，但以房劳太过、频犯手淫为多见。病位在肾，并与脾、胃、肝关系密切。

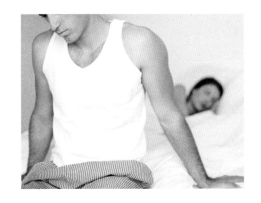

1. 命门火衰：房劳太过，或少年误犯手淫，或早婚，以致精气亏虚，命门火衰，发为阳痿。

2. 心脾受损：胃为水谷之海、气血之源。若忧愁思虑不解，饮食不调，损伤心脾，病及阳明冲脉，以致气血两虚，宗筋失养，而成阳痿。

3. 恐惧伤肾：大惊卒恐，惊则气乱，恐则伤肾，恐则气下，渐至阳道不振，举而不坚，导致阳痿。

4. 肝郁不舒：肝主筋，阴器为宗筋之汇。若情志不遂，忧思郁怒，肝失疏泄条达，不能疏通血气而畅达前阴，则宗筋所聚无能，发为阳痿。

5. 湿热下注：过食肥甘，伤脾碍胃，生湿蕴热，湿热下注，热则宗筋弛纵，阳事不兴，可导致阳痿，经所谓壮火食气是也。

分证望闻问切

命门火衰

【望诊】精神萎靡，面色苍白，舌淡，苔薄白

【闻诊】语声低微

【问诊】阳事不举，精薄清冷，阴囊阴茎冰凉冷缩，或局部冷湿，腰酸膝软，头晕耳鸣，畏寒肢冷

【切诊】脉沉细，右尺尤甚

心脾受损

【望诊】精神不振，面色少华，舌淡，苔薄白

【闻诊】无特殊闻诊内容

【问诊】阳事不举，夜寐不安，健忘，胃纳不佳

【切诊】肢冷，脉细

恐惧伤肾

【望诊】苔薄白

【闻诊】无特殊闻诊内容

【问诊】阳痿不举，或举而不坚，胆怯多疑，心悸易惊，夜寐不安，易醒

【切诊】脉弦细

肝郁不舒

【望诊】苔薄

【闻诊】无特殊闻诊内容

【问诊】阳痿不举，情绪抑郁或烦躁易怒，胸脘不适，胁肋胀闷，食少便溏，有情志所伤病史

【切诊】脉弦

湿热下注

【望诊】苔黄腻

【闻诊】阴囊臊臭

【问诊】阴茎痿软，阴囊湿痒，下肢酸困，小便黄赤

【切诊】脉濡数

瘀阻脉络

【望诊】舌质紫暗或有瘀点

【闻诊】无特殊闻诊内容

【问诊】阳举微弱，甚或无勃起，阳痿日久，治疗效差

【切诊】脉涩不利

鉴别诊断

疾病	病因病机	临床表现
元阳不足阳痿	色欲过度，房事不节；或禀赋素弱，先天不足，斫伤肾气所致	阳痿＋肾阳不足的表现（腰痛膝软、耳鸣、脱发、牙齿松动、畏寒肢冷、短气、舌淡、脉沉）
心脾两虚阳痿	用心过度，思虑积久，耗伤心脾所致	阳痿＋心脾两虚的表现（心悸、短气、自汗、神疲乏力、便溏、失眠、舌淡、脉细）
惊恐伤肾阳痿	猝遭惊恐，伤及肾气所致	平时阴茎尚能勃起，同房时则焦虑不安，而阳痿不举，多疑易惊，精神不振，失眠多梦
湿热下注阳痿	湿热下注，热则宗筋弛纵，阳事不兴	阳痿而兼阴部潮湿或痒痛，小便短赤，舌苔黄或厚，脉弦或数

慢性前列腺炎

慢性前列腺炎是 18 ~ 50 岁男性的常见病。常因反复发作，缠绵难愈而给患者带来长期身心伤害。其主要临床表现为尿频、尿急、余沥不尽，会阴、下腹及阴茎根部胀痛不适。本病的症状表现是该病患者就诊的主要原因。许多文献都详尽叙述了前列腺炎的症状，达百种之多，甚至包括了阴囊汗多、睾丸冷痛、腰酸、头晕、腿软等。慢性前列腺炎属于中医的"淋证"范畴。

辨病因

慢性前列腺炎主要由血瘀所致，其次是湿热，再者是肾虚。

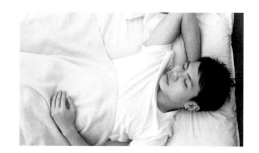

1. 血瘀： 长期骑车驾车，久坐，使前列腺慢性充血，局部血气运行不畅，瘀滞而病。或长期手淫，或久无房事，或故意忍精不泄，或意淫于外，精离其位，导致败精浊液瘀滞于腺体，使气血运行不畅，精血瘀滞而病。

2. 湿热： 劳伤过度，或久卧湿地，或不洁性交，使湿毒之邪乘虚而入，或过食辛辣厚味，或长期酗酒，或居处卑湿之地，滋生湿热，湿热下犯，侵淫腺体，造成湿热郁阻，血行不畅而病。

3. 肾虚： 前列腺处于人体下焦，易受湿侵，且该病多发于青壮年，湿易化热，瘀亦易化热，故该病多瘀兼湿热，病久则伤肾。肾阴亏虚，相火妄动，随后阴损及阳，或素体阳虚，肾气不足，精关不固，精离其位，阴精变成腐浊，败精流注，遂成精浊。

分证望闻问切

湿热下注

【望诊】尿道白浊，尿后滴沥，舌红，苔黄或黄腻

【闻诊】无特殊闻诊内容

【问诊】尿频，尿急，尿痛，尿道灼热，阴囊潮湿

【切诊】脉滑

气滞血瘀

【望诊】尿后滴沥，尿刺痛，舌质暗或有瘀点瘀斑

【闻诊】无特殊闻诊内容

【问诊】会阴部、外生殖区、下腹部、耻骨上区、腰骶及肛门周围坠胀或疼痛

【切诊】脉弦或涩

肝肾阴虚

【望诊】小便短赤，舌红，少苔

【闻诊】无特殊闻诊内容

【问诊】腰膝酸痛，五心烦热，头晕眼花，遗精，或早泄

【切诊】脉沉细

肾阳不足

【望诊】畏寒，精神萎靡，舌淡，苔薄白

【闻诊】无特殊闻诊内容

【问诊】腰膝酸痛，尿后滴沥，阳痿，或早泄

【切诊】肢冷，脉沉迟

脾虚湿盛

【望诊】小便流浊，面色不华，舌淡苔白

【闻诊】无特殊闻诊内容

【问诊】肢体困倦，不思饮食

【切诊】脉虚

子宫脱垂

　　妇女子宫下脱，甚则脱出阴户之外，或者阴道壁膨出，称为"子宫脱垂"，又称为"阴脱""阴挺""子宫脱出"等。多由分娩损伤所致，常见于经产妇。主要表现为腰酸、阴道下坠。较重者有块状物从阴道脱出，咳嗽、走路时加重，卧床休息时可回缩变小。严重者需用手回纳，站立即又脱出，可伴发糜烂、溃疡、感染，阴道分泌物增多，月经失调等。

辨病因

　　子宫脱垂的主要机理是冲任不固，提摄无力。

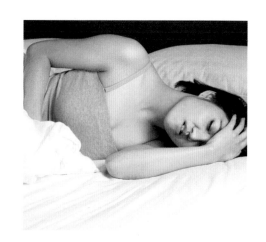

　　1.气虚：素体虚弱，中气不足，分娩时用力太过，或产后操劳持重，或久嗽不愈，或年老久病，便秘努责，损伤中气，中气下陷，固摄无权，系胞无力，以致子宫下垂。

　　2.肾虚：先天不足，或房劳多产，或年老体弱，肾气亏虚，冲任不固，系胞无力，以致子宫下垂。

分证望闻问切

气虚

【望诊】子宫下移，或脱出阴道口外，带下色白质稀，面色少华，舌淡，苔薄

【闻诊】少气懒言

【问诊】劳则加剧，小腹下坠，神倦乏力，小便频数，或带下量多

【切诊】脉缓弱

肾虚

【望诊】子宫下移，或脱出阴道口外，舌淡，苔薄

【闻诊】无特殊闻诊内容

【问诊】小腹下坠，小便频数，腰酸腿软，头晕耳鸣

【切诊】脉沉细

鉴别诊断

子宫脱垂程度		表现
Ⅰ度脱垂		子宫体下降，宫颈口位于坐骨棘和阴道口之间，阴道检查时，宫颈口在距阴道口4厘米以内
Ⅱ度脱垂	轻Ⅱ度	子宫颈及部分阴道前壁翻脱出阴道口外
	重Ⅱ度	子宫颈与部分宫体及阴道前壁大部分或全部均翻脱出阴道口外
Ⅲ度脱垂		整个子宫体与宫颈以及全部阴道前壁、部分阴道的后壁翻脱出阴道口外

崩漏

妇女不在行经期间阴道突然大量出血，或淋漓下血不断者，称为"崩漏"。一般突然出血，来势急，血量多的叫崩；淋漓下血，来势缓，血量少的叫漏。崩与漏的出血情况虽不相同，但其发病机理是一致的，而且在疾病发展过程中常相互转化，所以临床上常常崩漏并称。

辨病因

本病的主要病机是冲任损伤，不能制约经血。引起冲任不固的常见原因有肾虚、脾虚、血热和血瘀。

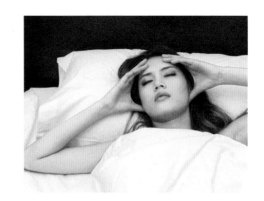

1.**肾虚**：先天肾气不足，少女肾气稚弱，更年期肾气渐衰，或早婚多产，房事不节，损伤肾气，若耗伤精血，则肾阴虚损，阴虚内热，热伏冲任，迫血妄行，以致经血非时而下；或命门火衰，肾阳虚损，封藏失职，冲任不固，不能制约经血，亦致经血非时而下，遂成崩漏。

2.**脾虚**：忧思过度，饮食劳倦，损伤脾气，中气下陷，冲任不固，血失统摄，非时而下，遂致崩漏。

3.**血热**：素体阳盛，或情志不遂，肝郁化火，或感受热邪，或过食辛辣助阳之品，火热内盛，热伤冲任，迫血妄行，非时而下，遂致崩漏。

4.**血瘀**：七情内伤，气滞血瘀，或感受寒、热之邪，寒凝或热灼致瘀，瘀阻冲任，血不循经，非时而下，发为崩漏。

肾阳虚

【望诊】经血色淡质稀，面色晦暗，舌淡黯，苔薄白

【闻诊】无特殊闻诊内容

【问诊】经血非时而下，出血量多，淋漓不尽，腰痛如折，畏寒肢冷，小便清长，大便溏薄

【切诊】脉沉弱

肾阴虚

【望诊】血色鲜红，质稠，颧赤唇红，舌红，苔少

【闻诊】无特殊闻诊内容

【问诊】经血非时而下，出血量少或多，淋漓不断，头晕耳鸣，腰酸膝软，手足心热

【切诊】脉细数

脾虚

【望诊】血色淡质稀，神疲体倦，或面浮肢肿，面色淡黄，舌淡胖，苔薄白

【闻诊】气短懒言

【问诊】经血非时而下，量多如崩，或淋漓不断，不思饮食

【切诊】四肢不温，脉缓弱

血热

【望诊】血色深红，质稠，头晕面赤，舌红，苔黄

【闻诊】经血气味浊秽

【问诊】经血非时而下，量多如崩，或淋漓不断，心烦少寐，渴喜冷饮

【切诊】脉滑数

血瘀

【望诊】血色紫黯有块，舌紫黯或有瘀点

【闻诊】经血气味浊秽

【问诊】经血非时而下，量多或少，淋漓不净，小腹疼痛拒按

【切诊】脉涩或弦涩有力

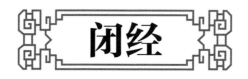

闭经

闭经分为原发性和继发性两种。年过18周岁仍未行经者称为原发性闭经；既往曾有过周期性月经，连续中断6个月以上者称为继发性闭经。至于青春期前、妊娠期、哺乳期以及绝经期闭经均属生理现象。

辨病因

中医学认为本病有虚实之分，虚者多因肝肾不足、气血虚弱、阴虚血燥；实者多由气滞血瘀、痰湿阻滞而致。

1. **肾虚：**先天不足，少女肾气未充，精气未盛，或房劳多产，久病伤肾，以致肾精亏损，冲任气血不足，血海不能满溢，遂致月经停闭。

2. **脾虚：**饮食不节，思虑或劳累过度，损伤脾气，气血化生之源不足，冲任气血不充，血海不能满溢，遂致月经停闭。

3. **血虚：**素体血虚，或数伤于血，或大病久病，营血耗损，冲任血少，血海不能满溢，遂致月经停闭。

4. **气滞血瘀：**七情内伤，素性抑郁，或愤怒过度，气滞血瘀，瘀阻冲任，气血运行受阻，血海不能满溢，遂致月经停闭。

5. **寒凝血瘀：**经产之时，血室正开，过食生冷，或涉水感寒，寒邪乘虚客于冲任，血为寒凝成瘀，滞于冲任，气血运行阻隔，血海不能满溢，遂致月经停闭。

6. **痰湿阻滞：**素体肥胖，痰湿内盛，或脾失健运，痰湿内生，痰湿、脂膜壅塞冲任，气血运行受阻，血海不能满溢，遂致月经停闭。

分证望闻问切

肾气虚

【望诊】舌淡红，苔薄白

【闻诊】无特殊闻诊内容

【问诊】月经初潮来迟，或月经后期量少，渐至闭经，头晕耳鸣，腰酸腿软，小便频数，性欲淡漠

【切诊】脉沉细

肾阳虚

【望诊】面色晦暗，或目眶黯黑，舌淡，苔白

【闻诊】无特殊闻诊内容

【问诊】月经初潮来迟，或月经后期量少，渐至闭经，头晕耳鸣，腰痛如折，畏寒肢冷，小便清长，夜尿多，大便溏薄

【切诊】脉沉弱

肾阴虚

【望诊】颧红唇赤，舌红，苔少或无苔

【闻诊】无特殊闻诊内容

【问诊】月经初潮来迟，或月经后期量少，渐至闭经，头晕耳鸣，腰膝酸软，或足跟痛，手足心热，甚则潮热盗汗，心烦少寐

【切诊】脉细数

脾虚

【望诊】肢倦神疲，面色淡黄，舌淡胖有齿痕，苔白腻

【闻诊】无特殊闻诊内容

【问诊】月经停闭数月，食欲不振，脘腹胀闷，大便溏薄

【切诊】脉缓弱

血虚

【望诊】皮肤不润，面色萎黄，舌淡，苔少

【闻诊】无特殊闻诊内容

【问诊】月经停闭数月，头晕目花，心悸怔忡，少寐多梦

【切诊】脉细

气滞血瘀

【望诊】舌紫黯或有瘀点

【闻诊】嗳气叹息，口出浊气

【问诊】月经停闭数月，小腹胀痛拒按；精神抑郁，烦躁易怒，胸胁胀满

【切诊】脉沉弦或涩而有力

寒凝血瘀

【望诊】面色青白，舌紫黯，苔白

【闻诊】无特殊闻诊内容

【问诊】月经停闭数月，小腹冷痛拒按，得热则痛缓，形寒肢冷

【切诊】脉沉紧

痰湿阻滞型

【望诊】带下色白质稠，形体肥胖，或面浮肢肿，神疲肢倦，舌淡胖，苔白腻

【闻诊】气短，带下味浊腥

【问诊】月经停闭数月，带下量多，头晕目眩，心悸，胸脘满闷

【切诊】脉滑

鉴别诊断

	临床表现	妊娠试验	妇科检查	B超
闭经	月经停闭数月以上，无早孕反应	阴性	子宫大小正常或略小	子宫略小或正常
早孕	月经停闭，有恶心呕吐、择食喜酸等早孕反应	阳性	子宫饱满	宫内可见胚囊

痛经

月经前后或行经期间，出现周期性小腹疼痛，或痛引腰骶，甚至剧痛晕厥者，称为痛经，亦称"经行腹痛"。临床表现一般于月经来潮前数小时即已感疼痛，月经开始时疼痛加剧，历时数小时至二三日不等。

辨病因

本病的发生与冲任、胞宫的周期性生理变化密切相关。常见的分型有肾气亏损、气血虚弱、气滞血瘀、寒凝血瘀和湿热蕴结。

---

1. **肾气亏损**：先天肾气不足，或房劳多产，或久病虚损，伤及肾气，肾虚则精亏血少，冲任不足，经行血泄，胞脉愈虚，失于濡养，"不荣则痛"，故使痛经。

2. **气血虚弱**：素体虚弱，气血不足，或大病久病，耗伤气血，或脾胃虚弱，化源不足，气虚血少，经行血泄，冲任气血更虚，胞脉失于濡养，"不荣则痛"，故使痛经。

3. **气滞血瘀**：素性抑郁，或愤怒伤肝，肝郁气滞，气滞血瘀，或经期产后，余血内留，蓄而成瘀，瘀滞冲任，血行不畅，经前经时气血下注冲任，胞脉气血更加壅滞，"不通则痛"，故使痛经。

4. **寒凝血瘀**：经期产后，感受寒邪，或过食寒凉生冷，寒客冲任，与血搏结，以致气血凝滞不畅，经前经时气血下注冲任，胞脉气血更加壅滞，"不通则痛"，故使痛经。

5. **湿热蕴结**：素有湿热内蕴，或经期产后，感受湿热之邪，与血搏结，稽留于冲任、胞宫，以致气血凝滞不畅，经行之际，气血下注冲任，胞脉气血更加壅滞，"不通则痛"，故使痛经。

分证望闻问切

气滞血瘀

【望诊】经色紫暗有块，舌紫黯，或有瘀点

【闻诊】月经浊秽

【问诊】每于经前一二日或经期中小腹胀痛拒按，经量少或行经不畅，血块排出后疼痛减轻

【切诊】脉弦或弦涩有力

寒凝胞中

【望诊】经血色黯有块，苔白润

【闻诊】月经味腥

【问诊】经期或经后小腹冷痛喜按，得热痛减，经量少，小便清长，腰膝酸软

【切诊】脉沉

湿热下注

【望诊】带下色黄，经色暗红，舌红苔黄腻

【闻诊】月经秽臭

【问诊】经前经期小腹胀痛，拒按，有灼热感，伴腰骶部胀痛，经来疼痛加剧，或低热起伏

【切诊】弦数或濡数脉

气血虚弱

【望诊】面色无华，色淡，少神，舌质淡，苔白

【闻诊】无特殊闻诊内容

【问诊】经净后，或经前或经期小腹隐隐作痛，经量少，喜揉按，纳差

【切诊】脉细弱

肝肾虚损

【望诊】经色暗淡，苔薄白

【闻诊】月经腥浊，少言懒语

【问诊】经期或经后绵绵作痛，耳鸣眼花，经量少而质薄，小腹空坠不温，或潮热，腰膝酸软

【切诊】脉沉细

疾病	诊断要点	临床表现
痛经	经行小腹疼痛，伴随月经周期而发作	疼痛可引及全腹或腰骶部，或外阴、肛门坠痛，多发生于行经第一、二天或经期前一、二日，随后即逐渐减轻或消失
子宫内膜异位症	在生育年龄的妇女有进行性加剧的痛经或伴不孕史	痛经呈继发性伴进行性加重，常于月经来潮前 1～2 天开始，经期第 1 天最剧，以后逐渐减轻，至月经干净时消失，月经过多或者周期紊乱，常伴有不孕，性交痛，经期排便次数增加、疼痛
子宫腺肌症	经期延长、月经量增多，继发性进行性加重的痛经	经期延长、月经量增多，部分患者还可能出现月经前后点滴出血，痛经常在月经来潮前一周开始出现，当经期结束痛经即缓解
子宫肉瘤	有子宫肌瘤病史，子宫增大迅速	月经异常或绝经后阴道流血，腹部包块迅速增大，子宫常增大，外形不规则，质地偏软，腹部胀痛或隐痛，阴道分泌物增多可为浆液性、血性或白色
盆腔炎症	子宫压痛或者附件压痛	急性炎症表现为下腹痛、发热、阴道分泌物增多，腹痛为持续性，活动或性交后加重；慢性炎症表现为下腹部坠胀，疼痛及腰骶部酸痛，常在劳累、性交后及月经前后加剧，月经异常，月经不规则

缺乳

哺乳期间，产妇乳汁甚少或全无，称为"缺乳"，亦称"乳汁不行"或"乳汁不足"。以不足以哺养婴儿为主要表现。多发生在产后第二、三天至半个月内，也可发生在整个哺乳期，临床上以新产后的缺乳最为常见。

辨病因

中医认为，乳汁的分泌主要与胃、肝有关。乳房属胃，乳头属肝，乳汁的正常泌出，需要胃气旺盛，肝气调达，气机通畅。

缺乳有虚实两证。一般乳房柔软、乳汁清稀者，多为虚证；乳房胀硬而痛，乳汁浓稠者，多为实证。虚者补气养血，实者疏肝解郁，均宜佐以通乳之品。

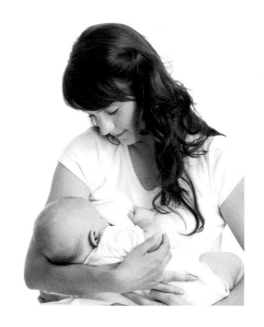

1.**气血虚弱**：素体气血虚弱，复因产时失血耗气，气血亏虚，或脾胃虚弱，气血生化不足，以致气血虚弱无以化乳，则产后乳汁甚少或全无。

2.**肝郁气滞**：素性抑郁，或产后七情所伤，肝失条达，气机不畅，气血失调，以致经脉涩滞，阻碍乳汁运行，因而缺乳。

3.**痰浊阻滞**：素体肥胖，痰湿内盛，或产后过食膏粱厚味，脾失健运而聚湿生痰，痰湿阻滞，一则乳络不畅，阻碍乳汁运行，二则气血生成受阻，故而缺乳。

气血虚弱

【望诊】乳汁清稀，面色少华，舌苔白

【闻诊】乳汁闻之淡而少味

【问诊】产后哺乳时，乳汁不充，甚或全无，不够哺养婴儿

【切诊】乳房无胀感而柔软，脉细弱

肝郁气滞

【望诊】乳汁稠，精神抑郁，舌暗红或尖边红，苔黄

【闻诊】乳汁闻之腥秽，伴微热口臭

【问诊】产后乳汁甚少或全无，或平日乳汁正常或偏少，胸胁胀痛，食欲减退

【切诊】脉弦数

痰浊阻滞

【望诊】乳房丰满，形体肥胖，舌质胖，苔白腻

【闻诊】口臭

【问诊】乳汁稀少，或点滴皆无，或食多乳少，或大便清溏

【切诊】脉沉细

冲任不足

【望诊】乳汁稀少，或点滴皆无，乳房不丰满，平塌不胀，乳房柔软，舌苔薄白

【闻诊】无特殊闻诊内容

【问诊】耳鸣腰酸，头晕乏力

【切诊】脉弱

能年皆度百歲，而

帝曰：人年老而無

氣盛，齒更發長

故有子；三七，腎

牙體盛壯；五七，

面皆焦，

皆焦，發始白；

故形壞而無子也。

衰竭于上，面焦，

八，筋骨隆盛，

陰陽和，故能有子

丈夫八歲，腎氣實

对于现代很多家长来说，孩子是心头肉、掌中宝，家长对孩子健康的关心往往超出了对自身的关心。因此，如果家长们能学习一些诊病知识，诊断孩子的疾病，将有助于及早发现疾病，从而让孩子得到及时的治疗，尽快恢复健康。

也，岐伯曰：女子七歲，

太衝脈盛，月事以時下

四七，筋骨堅，發長極

六七，三陽脈衰于上

天癸竭，地道不通

天癸至，精氣溢瀉

強，故真牙生而長極

發墮齒槁，六八，陽氣

不能動，天癸竭，精少，腎

第六章

诊病实践，
辨儿科常见病

泄泻

泄泻是以大便稀薄，便次增多，或如水样为其主证的一种消化道疾病。便质呈糊状、蛋花汤样，可兼有少量黏液，一般不夹带脓血。小儿"脾常不足"，泄泻为其常见病、多发病。若不及时调治，暴泻易伤阴泄气、阴竭阳脱危及生命；久泄易伤阳耗阴，迁延日久可转成慢惊风或疳证。

辨病因

小儿泄泻发生的原因，以感受外邪，内伤饮食，脾胃虚弱为多见。其主要病变在脾胃，因胃主受纳腐熟水谷，脾主运化水谷精微，若脾胃受病，则饮食入胃，水谷不化，精微不布，清浊不分，合污而下，致成泄泻。

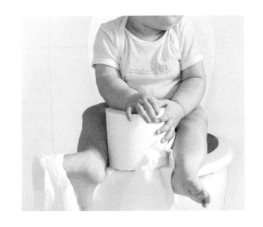

1. **感受外邪**：小儿脏腑娇嫩，肌肤薄弱，冷暖不知自调，易为外邪侵袭而发病。因脾喜燥而恶湿，所以外感风、寒、暑、湿、热邪均可致泻。

2. **内伤饮食**：小儿脾常不足，运化力弱，饮食不知自节，若调护失宜，乳哺不当，饮食失节或不洁，过食生冷瓜果或不消化食物，皆能损伤脾胃，而发生泄泻。

3. **脾胃虚弱**：先天禀赋不足，后天调护失宜，或久病迁延不愈，皆可导致脾胃虚弱。胃弱则腐熟失职，脾虚则运化失常，因而水反为湿，谷反为滞，清浊不分，合污而下，而成脾虚泻。

4. **脾肾阳虚**：脾虚致泻者，一般先耗脾气，继伤脾阳，日久则脾损及肾，造成脾肾阳虚。肾阳不足，火不暖土，阴寒内盛，水谷不化，并走肠间，而致澄澈清冷，洞泄而下的脾肾阳虚泻。

分证望闻问切

☞ 常证

风寒泻

【望诊】大便清稀，中多泡沫，鼻流清涕，舌淡，苔薄白

【闻诊】大便臭气不甚，咳嗽

【问诊】肠鸣腹痛，或伴恶寒发热

【切诊】脉浮紧

湿热泻

【望诊】大便水样，或如蛋花汤样，或见少许黏液，神疲，小便短黄，舌红，苔黄腻

【闻诊】大便气味秽臭

【问诊】泻下急迫，量多次频，腹痛时作，食欲不振，或伴呕恶，乏力，或发热烦闹，口渴

【切诊】脉滑数

伤食泻

【望诊】大便稀溏，夹有乳凝块或食物残渣，舌苔厚腻，或微黄，指纹滞暗

【闻诊】大便气味酸臭，或如败卵，嗳气酸馊

【问诊】脘腹胀满，便前腹痛，泻后痛减，腹痛拒按，或有呕吐，不思乳食，夜卧不安

【切诊】脉滑小数

脾虚泻

【望诊】大便色淡，面色萎黄，形体消瘦，神疲倦怠，舌淡苔白

【闻诊】大便不臭

【问诊】大便稀溏，多于食后作泻，时轻时重

【切诊】脉缓弱

脾肾阳虚泻

【望诊】面色苍白，精神萎靡，睡时露睛，舌淡苔白

【闻诊】大便不臭

【问诊】久泻不止，大便清稀，完谷不化，或见脱肛，形寒肢冷

【切诊】脉细弱

☞ 变证

气阴两伤

【望诊】精神萎靡，目眶及前囟凹陷，皮肤干燥或枯瘪，唇红而干，舌红少津，苔少或无苔

【闻诊】大便不臭

【问诊】泻下无度，质稀如水，心烦不安，啼哭无泪，口渴引饮，小便短少，甚至无尿

【切诊】脉细数

阴竭阳脱

【望诊】精神萎靡，表情淡漠，面色青灰或苍白，舌淡无津

【闻诊】哭声微弱

【问诊】泻下不止，次频量多，啼哭无泪，尿少或无，四肢厥冷

【切诊】脉沉细欲绝

鉴别诊断

疾病	临床表现	检查
泄泻	大便次数增多，每日超过3~5次，多者达10次以上，呈淡黄色，如蛋花汤样，或黄绿稀溏，或色褐而臭，可有少量黏液。或伴有恶心、呕吐，腹痛，发热，口渴等症	大便镜检可有脂肪球或少量白细胞、红细胞；大便病原体检查可有致病性大肠杆菌或病毒检查阳性等
痢疾	大便稀，有黏冻或脓血，便次增多于里急后重，腹痛明显	大便常规检查红细胞、白细胞均多，可找到吞噬细胞；大便培养有痢疾杆菌生长

肺炎喘嗽

肺炎喘嗽是小儿时期常见的肺系疾病之一，以发热、咳嗽、痰壅、气急、鼻煽为主要症状，重者涕泪俱闭、面色苍白发绀。本病全年皆有，冬春两季为多，好发于婴幼儿，一般发病较急，若能早期及时治疗，预后良好。

辨病因

引起肺炎喘嗽的病因主要有外因和内因两大类。

1. **外因**：主要是感受风邪，小儿寒温失调，风邪外袭而为病，风邪多夹热或夹寒为患，其中以风热为多见。

2. **内因**：小儿肺脏娇嫩，卫外不固，如先天禀赋不足，或后天喂养失宜，久病不愈，病后失调，则致正气虚弱，卫外不固，腠理不密，而易为外邪所中。

肺炎喘嗽的病变主要在肺。肺为娇脏，性喜清肃，外合皮毛，开窍于鼻。感受风邪，首先侵犯肺卫，致肺气郁闭，清肃之令不行，而出现发热、咳嗽、痰壅、气促、鼻煽等症。

痰热是其病理产物，常见痰热胶结，阻塞肺络，亦有痰湿阻肺者，肺闭可加重痰阻，痰阻又进一步加重肺闭，形成宣肃不行，症情加重。

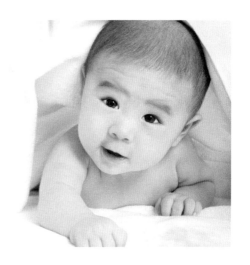

分证望闻问切

🖐 常证

风寒闭肺

【望诊】痰稀色白，舌淡红，苔薄白

【闻诊】咳嗽气急

【问诊】恶寒发热，无汗不渴

【切诊】脉浮紧

风热闭肺

【望诊】痰稠色黄，咽红，舌尖红，苔薄黄

【闻诊】咳嗽，呼吸急促

【问诊】发热恶风，微有汗出，口渴欲饮

【切诊】脉浮数

痰热闭肺

【望诊】痰稠色黄，鼻翼煽动，或口唇青紫，舌红，苔黄腻

【闻诊】喉间痰鸣，气促喘憋

【问诊】壮热烦躁

【切诊】脉滑数

痰浊闭肺

【望诊】咯吐痰涎，舌淡苔白腻

【闻诊】咳嗽气喘，喉间痰鸣，气促

【问诊】胸闷，食欲不振

【切诊】脉滑

痰热郁肺

【望诊】面色潮红，无痰，舌质红而干，苔光剥

【闻诊】干咳

【问诊】低热不退

【切诊】脉数

肺脾气虚

【望诊】面色苍白，神疲，舌质偏淡，苔薄白

【闻诊】气短，咳嗽无力

【问诊】病程迁延，低热起伏，多汗，纳差，便溏，乏力

【切诊】四肢欠温，脉细无力

✍ 变证

心阳虚衰

【望诊】突然面色苍白，发绀，神萎淡漠或烦躁不宁，舌淡紫，苔薄白

【闻诊】呼吸困难加剧

【问诊】汗出不温

【切诊】四肢厥冷，右胁下肝脏增大、质坚，脉微弱虚数

内陷厥阴

【望诊】神昏，烦躁，四肢抽搐，口噤项强，两目上视，舌质红绛，指纹青紫，达命关，或透关射甲

【闻诊】谵语，咳嗽气促，痰声辘辘

【问诊】壮热

【切诊】脉弦

鉴别诊断

疾病	主要表现
肺炎喘嗽	发病较急，轻证仅有发热咳嗽，喉间痰鸣，重证则呼吸急促，鼻翼煽动
急性支气管炎	以咳嗽为主，无发热或仅有低热，肺部听诊呼吸音粗糙或有不固定的干湿啰音
哮喘	有反复发作的病史，发作时以咳嗽、气喘、哮鸣、呼气延长、双肺哮鸣音为主要表现

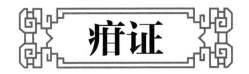

疳证

疳证是一种脾胃虚损，运化失健引起的慢性营养障碍性疾病。临床以形体消瘦、面黄发枯，精神萎靡，饮食异常为特征。本病多见于三岁以下婴幼儿，故又称"奶痨"。因起病缓慢，病程缠绵，可影响小儿生长发育，曾被古人列为儿科四大要证之一。

辨病因

本病病因主要为喂养不当，疾病影响，以及先天禀赋不足。

1. **喂养不当**：乳食不节，喂养不当，是疳证最常见的病因，由于小儿乳食不知自节，"脾常不足"，常由乳食太过或不及所伤。太过是指乳食失节，饥饱无度，过食肥甘厚腻之品、生冷不洁之物，以致食积内停，积久成疳。不及是指乳食喂养不足，如小儿生后缺乳，过早断乳，未及时添加辅食，以及因食物数量、质量不足，或偏食、挑食，使营养精微摄取不足，气血生化乏源，不足以濡养脏腑肌肤，日久成疳。

2. **疾病影响**：多因小儿长期患病，反复感染，或经常呕吐，慢性腹泻，或时行热病，病后失调，津液受伤，均导致脾胃虚弱，化生不足，气血俱虚，阴液消耗，久则致成疳证。

3. **禀赋不足**：父母精血不足，或孕妇患病贻害胎儿，或孕期用药损伤胎儿，以致早产、难产、出生低体重等。先天禀赋不足，脾胃功能薄弱，运化不健，水谷精微摄取不足，形成疳证。

分证望闻问切

👉 主证

疳气

【望诊】形体略较消瘦，面色萎黄少华，毛发稀疏，精神欠佳，舌淡红，苔薄微腻

【闻诊】啼哭不安，声音有力，呼吸气粗，大便酸臭

【问诊】食欲不振，或能食善饥，大便干稀不调，易发脾气

【切诊】脉细

疳积

【望诊】形体明显消瘦，面色萎黄无华，肚腹膨胀，甚则青筋暴露，毛发稀疏如穗，精神不振或易烦躁激动，或伴揉眉挖鼻，咬指磨牙，动作异常，舌淡，苔薄腻

【闻诊】声音无力，懒言少语，呼吸短促，泻下酸臭，小便气味少臊

【问诊】睡眠不宁，食欲不振或多食多便

【切诊】脉沉细

干疳

【望诊】极度消瘦，呈老人貌，皮肤干瘪起皱，皮包骨头，精神萎靡，啼哭无泪，毛发干枯，腹凹如舟，口唇干燥，舌淡或光红少津

【闻诊】啼哭低弱无力，呼吸微弱，默默无语

【问诊】杳不思纳，大便稀溏或便秘，时有低热

【切诊】脉沉细弱

👉 兼证

眼疳

【望诊】两目干涩，畏光羞明，时常眨眼，眼角赤烂，目睛失泽，甚则黑睛混浊，白睛生翳

【闻诊】无特殊闻诊内容

【问诊】夜晚视物不清

【切诊】脉沉细

口疮

【望诊】口舌生疮，口腔糜烂，面赤唇红，烦躁，小便黄赤，舌红，苔薄黄

【闻诊】口秽臭难闻，哭闹

【问诊】或发热

【切诊】脉细数

疳肿胀

【望诊】足踝、目胞浮肿，甚则四肢浮肿，按之凹陷难起，面色无华，舌淡嫩，苔薄白

【闻诊】无特殊闻诊内容

【问诊】小便短少，全身乏力

【切诊】脉沉细

鉴别诊断

疾病	特征	形体	精神状态	病位
疳证	形体消瘦，面黄发枯，精神萎靡或烦躁，饮食异常，大便不调	消瘦	精神萎靡或烦躁	脾胃，日久必累及他脏
厌食	长时期的食欲不振，厌恶进食	无明显消瘦	精神尚好	脾胃
食积	不思乳食，腹胀嗳腐，大便酸臭或便秘	消瘦	烦躁不安，哭闹	脾胃，不影响他脏

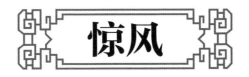

惊风

　　惊风，又称惊厥，俗称抽风，是小儿时期常见的一种急重病证，以临床出现抽搐、昏迷为主要特征。任何季节均可发生，以1～5岁的小儿为多见，年龄越小，发病率越高。其证情往往比较凶险，变化迅速，威胁小儿生命。惊风的症状，临床上可归纳为八候，即搐、搦、颤、掣、反、引、窜、视。八候的出现，表示惊风已在发作。但惊风发作时，不一定八候全部出现。

辨病因

　　急惊风病因以外感六淫、疫毒之邪为主，偶有暴受惊恐所致。

　　1. 外感六淫、疫毒：外感六淫均能至痉，尤以风邪、暑邪、湿热疫疬之气为主。小儿肌肤薄弱，腠理不密，极易感受时邪，由表入里，邪气嚣张而壮热，热极化火，火盛生痰，甚则入营入血，内陷心包，引动肝风，出现高热神昏、抽风惊厥、发斑吐衄，或见正不胜邪，内闭外脱。

　　若因饮食不节，或误食污染有毒之食物，郁结肠胃，痰热内伏，壅塞不消，气机不利，郁而化火。痰火湿浊，蒙蔽心包，引动肝风，则可见高热昏厥，抽风不止，呕吐腹痛，痢下秽臭。

　　2. 暴受惊恐：小儿神气怯弱，元气未充，不耐意外刺激，若目触异物，耳闻巨声，或不慎跌仆，暴受惊恐，使神明受扰，肝风内动，出现惊叫惊跳，抽搐神昏。

　　慢惊风多见于大病久病之后，气血阴阳俱伤；或因急惊未愈，正虚邪恋，虚风内动；或先天不足，后天失调，脾肾两虚，筋脉失养，风邪入络。

分证望闻问切

⋔ 急惊风

风热动风

【望诊】烦躁不宁，四肢拘急，目睛上视，牙关紧闭，舌红苔白

【闻诊】咳嗽流涕

【问诊】发热骤起，头痛身痛

【切诊】脉浮数或弦数

气营两燔

【望诊】神昏惊厥，舌苔黄糙，舌质深红或绛

【闻诊】无特殊闻诊内容

【问诊】起病急骤，高热烦躁，口渴欲饮

【切诊】脉数有力

邪陷心肝

【望诊】手足躁动，反复抽搐，项背强直，四肢拘急，口眼相引，神志昏迷，舌质红绛

【闻诊】无特殊闻诊内容

【问诊】高热烦躁

【切诊】脉弦滑

湿热疫毒

【望诊】烦躁谵妄，神志昏迷，反复惊厥，或大便夹脓血，舌质红，苔黄腻

【闻诊】大便腥臭

【问诊】起病急骤，突然壮热，呕吐腹痛

【切诊】脉滑数

惊恐惊风

【望诊】神志不清，舌苔薄白

【闻诊】惊跳惊叫，醒后啼哭不止，便微臭

【问诊】暴受惊恐后突然抽搐，便青

【切诊】四肢欠温，脉乱不齐

➴ 慢惊风

土虚木亢

【望诊】形神疲惫，面色萎黄，嗜睡露睛，足跗及面部轻度浮肿，神志不清，阵阵抽搐，大便色带青绿，舌淡苔白

【闻诊】气微而凉，大便无臭，时有肠鸣，啼哭

【问诊】大便稀薄

【切诊】四肢不温，脉细弱

脾肾阳虚

【望诊】面色苍白或灰滞，囟门低陷，精神极度委顿，沉睡昏迷，额汗涔涔，四肢厥冷，手足蠕蠕震颤，舌质淡，苔薄白

【闻诊】小便无臊，大便无臭味

【问诊】口鼻气冷，大便澄澈清冷

【切诊】脉沉细无力

阴虚动风

【望诊】虚烦疲惫，面色潮红，消瘦，震颤瘛疭，或肢体拘挛，舌光无苔，质绛少津

【闻诊】大便少臭

【问诊】低热，手足心热，大便干结

【切诊】脉细数

鉴别诊断

证型	病程	病史	病因	临床表现
急惊风	突然发病，病程短	可有接触传染病人或饮食不洁的病史	多因外感时邪，内蕴痰热，暴受惊恐所致	出现高热、神昏、惊厥、喉间痰鸣、两眼上翻、凝视，或斜视，可持续几秒至数分钟
慢惊风	起病缓慢，病程较长	有呕吐、腹泻、脑积水、佝偻病等病史	大病久病，或急惊风不愈，正气伤，邪气留恋，虚风内动，筋脉拘急而成	面色苍白，嗜睡，抽搐无力，时作时止，或两手颤动，脉细无力

遗尿

遗尿是指3岁以上的小儿不能自主控制排尿，经常睡中小便自遗，醒后方觉的一种病证。婴幼儿时期，由于形体发育未全，脏腑娇嫩，"肾常虚"，智力未全，排尿的自控能力尚未形成；学龄儿童也常因白天游戏玩耍过度，夜晚熟睡不醒，偶然发生遗尿者，均非病态。

年龄超过3岁，特别是5岁以上的儿童，睡中经常遗尿，轻者数日一次，重者可一夜数次，则为病态，方称遗尿症。

辨病因

遗尿的发病机制虽主要在膀胱失于约束，然与肺、脾、肾功能失调，以及三焦气化失司都有关系。其主要病因为肾气不固、脾肺气虚、肝经湿热。

> **1. 肾气不固**：为遗尿的主要病因，多由先天禀赋不足引起，如早产、双胎、胎怯等，使元气失充，肾阳不足，下元虚冷，不能温养膀胱，膀胱气化功能失调，闭藏失职，不能制约尿液，而为遗尿。
>
> **2. 脾肺气虚**：素体虚弱，屡患咳喘泻利，或大病之后，脾肺俱虚。脾虚运化失职，不能转输精微，肺虚治节不行，通调水道失职，三焦气化失司，则膀胱失约，津液不藏，而成遗尿。若脾虚失养，心气不足，或痰浊内蕴，困蒙心神，亦可使小儿夜间困寐不醒而遗尿。
>
> **3. 肝经湿热**：平素性情急躁，所欲不遂，肝经郁热，或肥胖痰湿之体，肝经湿热蕴结，疏泄失常，且肝之经络环阴器，肝失疏泄，影响三焦水道的正常通利，湿热迫注膀胱而致遗尿。

分证望闻问切

肾气不固

【望诊】神疲乏力，面白肢冷，舌质淡，苔薄白

【闻诊】尿无臊味

【问诊】睡中经常遗尿，甚者一夜数次，尿清而长，醒后方觉，腰腿酸软，智力较差

【切诊】脉沉细无力

脾肺气虚

【望诊】神倦，面色少华，舌淡，苔薄

【闻诊】少气懒言

【问诊】睡中遗尿，乏力，常自汗出，食欲不振，大便溏薄

【切诊】脉细少力

肝经湿热

【望诊】性情急躁易怒，尿黄，舌红，苔黄或黄腻

【闻诊】尿味臊臭，或夜间梦语磨牙

【问诊】睡中遗尿，尿量少

【切诊】脉弦数

下元虚寒

【望诊】面色苍白，舌淡苔白

【闻诊】尿无臊味

【问诊】睡中遗尿，醒后方觉，每晚 1 次以上，小便清长，腰膝酸软，形寒肢冷，智力可较同龄儿稍差

【切诊】脉沉迟无力

脾肾两虚

【望诊】面色淡白，精神不振，舌淡苔薄白

【闻诊】尿无臊味

【问诊】尿量多，尿色清，寐深不易唤醒，纳呆便溏

【切诊】脉沉缓

五迟、五软

五迟是指立迟、行迟、语迟、发迟、齿迟；五软是指头项软、口软、手软、足软、肌肉软，均属于小儿生长发育障碍病证。五迟以发育迟缓为特征，五软以痿软无力为主证，两者既可单独出现，也常互为并见。多数患儿由先天禀赋不足所致，证情较重，预后不良；少数由后天因素引起者，若症状较轻，治疗及时，也可康复。

辨病因

五迟五软的病因主要有先天禀赋不足，亦有属后天失于调养者。

1. **先天因素**：父精不足，母血气虚，禀赋不足；或母孕时患病、药物受害等不利因素遗患胎儿，以致早产、难产，生子多弱，先天精气未充，髓脑未满，脏气虚弱，筋骨肌肉失养而成。

2. **后天因素**：小儿生后，护理不当，或平素乳食不足，哺养失调，或体弱多病，或大病之后失于调养，以致脾胃亏损，气血虚弱，筋骨肌肉失于滋养所致。

肾主骨，肝主筋，脾主肌肉，人能站立行走，需要筋骨肌肉协调运动。若肝肾脾不足，则筋骨肌肉失养，可出现立迟、行迟；头项软而无力，不能抬举；手软无力下垂，不能握举；足软无力，难于行走。齿为骨之余，若肾精不足，可见牙齿迟出。发为血之余、肾之苗，若肾气不充，血虚失养，可见发迟或发稀而枯。言为心声，脑为髓海，若心气不足，肾精不充，髓海不足，则见言语迟缓，智力不聪。脾开窍于口，又主肌肉，若脾气不足，则可见口软乏力，咬嚼困难；肌肉软弱，松弛无力。

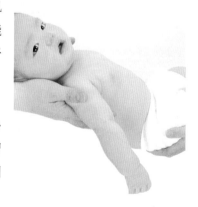

分证望闻问切

肝肾亏损

【望诊】发育迟缓，头项萎软，天柱骨倒，舌淡，苔少

【闻诊】无特殊闻诊内容

【问诊】坐起、站立、行走、生齿等明显迟于正常同龄小儿

【切诊】筋骨萎弱，脉沉细无力

心脾两虚

【望诊】精神呆滞，头发生长迟缓，发稀萎黄，口角流涎，或见弄舌，舌淡苔少

【闻诊】语言迟钝

【问诊】智力低下，纳食欠佳，大便多秘结，咀嚼吮吸无力，四肢萎软，肌肉松弛

【切诊】脉细

痰瘀阻滞

【望诊】动作不自主，口流痰涎，或有癫痫发作，舌体胖有瘀斑瘀点，苔腻，指纹暗滞

【闻诊】失语，喉间痰鸣

【问诊】失聪，反应迟钝，意识不清，或有吞咽困难，或关节强硬

【切诊】肌肉软弱，脉沉涩或滑

肾精不足

【望诊】发育迟缓，面色不华，抬头不稳或不能抬举；口软唇弛，常有流涎，手软下垂，不能握举，足软迟缓，不能站立，神疲，面色无华，唇舌淡白，苔白或苔少，指纹色淡

【闻诊】无特殊闻诊内容

【问诊】坐立行走及牙齿生长均明显迟于正常同龄小儿，甚则四五岁后尚不能行走，喜卧懒动，咀嚼乏力，纳少

【切诊】筋骨痿弱，肌肉松弛，活动无力，脉沉迟无力

肾气阴两虚

【望诊】发稀易落，神情淡漠，囟门迟闭，头颅方大，甚者鸡胸龟背，肋骨串珠，神情呆滞，智力迟钝，面色苍白或萎黄，形瘦神疲，唇甲色淡，舌淡苔白

【闻诊】无特殊闻诊内容

【问诊】出牙、坐立、行走迟缓，盗汗少寐，食少不化

【切诊】肌肉松弛，肢体软弱，脉细数无力

五官及皮肤科疾病的症状往往
会表现在人体外部，从而影响人体
的外在，因而很多患者也是苦不堪
言。通过学习诊断五官皮肤科疾病，
我们能较及时地发现疾病，以便得
到及时的治疗，或是在治疗过程中
更配合，最终皆有助于疾病的恢复。

第七章

诊病实践，辨五官皮肤科疾病

湿疹

湿疹，中医称为湿疮，以多形性皮损，对称分布，易于渗出，自觉瘙痒，反复发作和慢性化为临床特征。本病男女老幼皆可罹患，而以先天禀赋不耐者为多。一般可分为急性、亚急性、慢性三类。

辨病因

总因禀赋不耐，风、湿、热阻于肌肤所致。或因饮食不节，过食辛辣鱼腥动风之品，或嗜酒，伤及脾胃，脾失健运，致湿热内生，又外感风湿热邪，内外合邪，两相搏结，浸淫肌肤发为本病；或因素体虚弱，脾为湿困，肌肤失养或因湿热蕴久，耗伤阴血，化燥生风而致血虚风燥，肌肤甲错，发为本病。

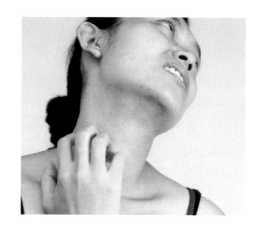

分证望闻问切

血虚风燥

【望诊】皮损色暗或色素沉着，或皮损粗糙肥厚，舌淡，苔白

【闻诊】无特殊闻诊内容

【问诊】剧痒，口干不欲饮，纳差腹胀

【切诊】脉细弦

脾虚湿蕴

【望诊】皮损潮红，抓后糜烂渗出，可见鳞屑，神疲，舌淡胖，苔白或腻

【闻诊】无特殊闻诊内容

【问诊】瘙痒，纳少，腹胀便溏

【切诊】脉弦缓

脾虚血燥

【望诊】皮肤粗糙肥厚，相对局限，易倾向渗出，表面有抓痕、血痂，可伴色素沉着，舌质淡，舌体胖，苔白

【闻诊】无特殊闻诊内容

【问诊】有明显瘙痒，身倦乏力，食纳不香，失眠多梦

【切诊】脉沉缓

湿热内蕴，湿重于热

【望诊】皮肤轻度潮红，有淡红色或暗红色粟粒状丘疹、水疱、轻度糜烂、渗出、结痂、脱屑反复发作者，痒重抓后糜烂渗出不止，白带清稀而淡，舌质淡，苔白腻

【闻诊】白带不臭

【问诊】瘙痒，胃脘满闷，饮食不香，口中黏腻，口渴而不思饮，身倦乏力，便不干或先干后溏，小便清长

【切诊】脉沉缓

湿热内蕴，热盛于湿

【望诊】皮肤潮红肿胀灼热，状如涂丹，继而粟疹成片或水疙密集，渗液流津，渗出不止，小便黄赤，舌质红，苔黄腻

【闻诊】渗液腥臭

【问诊】瘙痒无休，抓后痒痛相兼，身热心烦，口渴思饮，大便秘结

【切诊】脉弦滑数

热毒炽盛

【望诊】皮肤焮红潮热，轻度肿胀，粟粒成片，或水疱密集，渗流流津，舌红苔黄腻

【闻诊】无特殊闻诊内容

【问诊】瘙痒难忍，抓破后有痛感，伴身热口渴，大便秘结，小便短赤

【切诊】脉弦数

鉴别诊断

疾病	接触史	临床表现
急性湿疹	无	初起皮肤潮红、肿胀、瘙痒，继而在潮红、肿胀或其周围的皮肤上，出现丘疹、丘疱疹、水疱。皮损群集或密集成片，形态大小不一，边界不清
接触性皮炎	有明确接触史	皮损局限于接触部位，以红斑、潮红、肿胀、水疱为主，形态较单一，边界清楚

疾病	皮损部位	临床表现
慢性湿疹	常对称发生，可发于身体的任何一个部位，亦可泛发于全身	患部皮肤增厚，表面粗糙，皮纹显著或有苔藓样变，触之较硬，暗红或紫褐色，常伴有少量抓痕、血痂、鳞屑及色素沉着，间有糜烂、流滋，自觉瘙痒剧烈
牛皮癣	皮损好发于颈项、四肢伸侧、尾骶部	初为多角形扁平丘疹，后融合成片，典型损害为苔藓样变，皮损边界清楚，无糜烂渗出史

荨麻疹

荨麻疹，中医称为瘾疹，是一种皮肤出现红色或苍白风团，时隐时现的瘙痒性、过敏性皮肤病。本病以皮肤上出现瘙痒性风团，发无定处，骤起骤退，消退后不留任何痕迹为临床特征。一年四季均可发病，老幼都可罹患，有15% ~ 20%的人一生中发生过本病。临床上可分为急性和慢性，急性者骤发速愈，慢性者可反复发作。

辨病因

本病总因禀赋不耐，人体对某些物质过敏所致。可因卫外不固，风寒、风热之邪客于肌表；或因肠胃湿热郁于肌肤；或因气血不足，虚风内生；或因情志内伤，冲任不调，肝肾不足，而致风邪搏结于肌肤而发病。

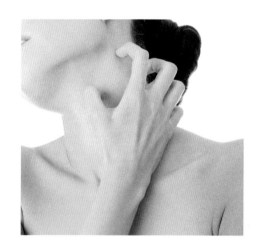

1. **外感六淫**：外感六淫之风邪，常兼挟寒、热、湿之邪侵袭肌表，多兼有阳气不足，卫外不固，风寒、风热之邪客于肌肤皮毛腠理之间，则起风疹瘾疹。

2. **七情内伤**：七情内伤，五志不遂，可致气机壅滞，气血失和，失其濡煦之职，风邪易于外侵，焦虑抑郁使气机不畅，气血失和，火热内生，壅滞于肌肤络脉而发瘾疹。

3. **禀赋异常，内外合邪**：禀赋不耐，卫外不固，风邪乘虚侵袭，客于肌表，致使营卫失调而致瘾疹。

分证望闻问切

风湿热蕴肤

【望诊】风团大小不等，风团色红而痒，舌质红，苔腻

【闻诊】无特殊闻诊内容

【问诊】剧痒难耐，西药服则风团不出，停则很快复出，迁延日久

【切诊】脉滑

血虚风恋

【望诊】风团，面色黄白不华，舌质淡，苔薄白

【闻诊】无特殊闻诊内容

【问诊】瘙痒，月经量少，心悸乏力，头晕健忘，少寐多梦

【切诊】脉细弱

风寒束表

【望诊】风团色白，舌淡红苔薄白

【闻诊】无特殊闻诊内容

【问诊】遇冷或冷风吹则加重，得暖则减，恶寒怕冷，口不渴

【切诊】脉浮紧

肠胃湿热

【望诊】风团色红，舌红，苔黄腻

【闻诊】无特殊闻诊内容

【问诊】瘙痒剧烈，发疹同时伴有脘腹疼痛，恶心呕吐，神疲，纳差，大便秘结或泄泻

【切诊】脉弦滑数

气血两虚

【望诊】面色晦而无华，舌质淡，苔薄白或薄腻

【闻诊】无特殊闻诊内容

【问诊】风团多于晚间出现，畏寒，手足不温，或冬天易生冻疮，少寐多梦，月经量少

【切诊】脉细弱或弱

风邪留恋

【望诊】风团常于夜晚出现，形体弱，面色不华，舌质淡白，苔薄白

【闻诊】无特殊闻诊内容

【问诊】瘙痒，畏寒肢冷，易感冒，或同时患有过敏性鼻炎

【切诊】脉沉弱

鉴别诊断

疾病	好发年龄	发病季节	好发部位	皮损
荨麻疹	任何年龄	一年四季均可发病	好发于皮下组织较疏松的部位，如眼睑、口唇、外生殖器和手足背部	皮肤上突然出现风团，色白或红或正常肤色；大小不等，形态不一；局部出现，或泛发全身，或稀疏散在，或密集成片
水疥	儿童	多见于春夏秋季	四肢、腰腹部、臀部	纺锤形丘疹，色红，长轴与皮纹平行，中央常有针尖大小的红斑或水疱，瘙痒剧烈
猫眼疮	任何年龄	春秋季多见	手足背、掌底、四肢伸侧等处	皮损呈多形性，有红斑、丘疹、风团、水疱、大疱等，常两种以上皮损同时存在，典型皮损为猫眼，即虹彩状，色暗红或紫红

痤疮

　　痤疮又称寻常痤疮，中医称为粉刺，是一种青春发育期常见的皮脂腺疾病。本病以皮肤散在性粉刺、丘疹、脓疱、结节及囊肿，伴皮脂溢出为临床特征。好发于颜面、胸、背部。一般无自觉症状或稍有瘙痒，若炎症明显时，可引起疼痛或触痛。

辨病因

　　引起痤疮的病因主要与外邪、饮食、血热、湿热等有关。其中素体血热偏盛是发病的内因；饮食不节、外邪侵袭是致病的条件。

　　素体阳热偏盛，加之青春期生机旺盛，营血日渐偏热，血热外壅，气血郁滞，蕴阻肌肤，而发本病；或因过食辛辣肥甘之品，肺胃积热，循经上熏，血随热行，上壅于胸面。

　　痤疮的致病机理可归纳为以下几个方面：

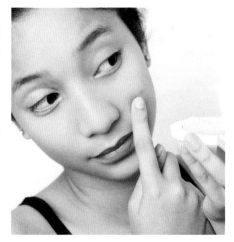

　　1. 外邪侵袭：肺为娇脏，易受外邪侵犯，劳累汗出当风，迫于肌肤，正邪之气相搏，闭阻卫阳之气，卫气郁滞则脂液津血运行不畅，蓄于汗孔，发为痤疮。

　　2. 肺热壅滞：本为阳热内盛之躯，又嗜烟酒，久则生热，邪热郁于肺中，皮毛为肺所主，而鼻属肺，肺经郁热熏蒸肌肤，血热壅滞毛窍而成。

　　3. 肠胃湿热：过食辛辣、热性食物，湿热内生，结于肠胃，肺与大肠相表里，肠胃热盛，腑气不通，移热于肺，上熏滞于肌肤毛窍，瘀久生毒，痤疮乃发。

　　4. 脾失健运：思虑、劳累过度损伤脾气，运化水湿功能失职，致湿无出路而聚于体内，郁久化热生痰，湿热挟痰，凝于肌腠毛窍而发痤疮。

肺经风热

【望诊】颜面细小红色丘疹，以额头多见，鼻翼两旁皮肤发红、油腻、脱屑，舌质红，苔薄

【闻诊】无特殊闻诊内容

【问诊】有的伴有痒感

【切诊】脉浮数

胃肠湿热

【望诊】颜面、胸背较大的红色丘疹，有的呈结节、脓疱，舌质红，苔黄腻

【闻诊】无特殊闻诊内容

【问诊】按之疼痛，伴便秘

【切诊】脉滑数

热毒内结

【望诊】分布在颜面、胸背，以脓疱、炎性丘疹为主，舌边尖红，苔薄黄

【闻诊】无特殊闻诊内容

【问诊】局部有疼痛

【切诊】脉弦数

肝经郁热

【望诊】皮疹多发于面颊两侧，以炎性脓疱、丘疹为主，舌质红，苔薄黄

【闻诊】无特殊闻诊内容

【问诊】病情轻重和月经周期相关，兼见心烦易怒，乳房胀满不舒，大便干结

【切诊】脉弦数

痰瘀互结

【望诊】颜面、胸背较多的结节、囊肿，或遗留有疤痕，色素沉着，或呈细小米粒样丘疹隐现于皮下，丘疹颜色暗红或呈皮肤色，舌质暗红或有瘀斑，苔腻

【闻诊】无特殊闻诊内容

【问诊】无特殊问诊内容

【切诊】脉沉细弦

阴虚火旺

【望诊】以丘疹多见，舌质红，苔少

【闻诊】无特殊闻诊内容

【问诊】腰膝酸软，手足心热，咽干口渴唇燥，心烦夜寐不安

【切诊】脉沉细数

冲任失调

【望诊】中年女性的迟发型痤疮，丘疹色红，舌质淡红，苔白

【闻诊】无特殊闻诊内容

【问诊】反复发作，丘疹随月经周期而变化，同时伴有月经不调或痛经

【切诊】脉沉细数

鉴别诊断

疾病	好发人群	皮损表现
痤疮	多见于青春期男女	毛囊性丘疹，多数呈黑头粉刺，周围色红，用手挤压，有小米或米粒样白色脂栓排出
酒渣鼻	中年人	损害为面部中央及鼻尖弥漫性红斑、丘疹、脓疱及毛细血管扩张
职业性痤疮	常见于与矿物油接触者	痤疮样皮损，损害较密集，可伴毛囊角化，除面部外，常侵犯手背、前臂、肘及膝等接触部位

痔疮

痔疮可分为内痔和外痔。内痔是指生于肛门齿线以上，直肠末端黏膜下的痔内静脉丛扩大、曲张形成的柔软静脉团，其主要临床表现有便血、痔核脱出、肛门不适感。外痔是指发生于齿线以下的肛管痔外静脉丛扩大曲张，或破裂，或肛门皮肤因反复炎症刺激增生而成的疾病。其临床特点是肛门坠胀、疼痛、异物感。

辨病因

中医认为，痔疮的发病因素与风、湿、热、燥、气虚、血虚有关。

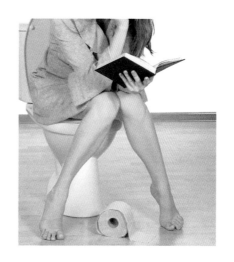

如《医宗金鉴》云："肛门围折纹破裂便结者，火燥也。"指出了饮食不节，过食辛辣，燥热内结伤阴，大便干结而引发痔疮。《灵枢·决气篇》云："中焦受气取汁，变化而赤，是谓血。"说明脾胃功能差，可致血化源不足，血虚不能濡养肛门，则会出现痔疮、便血，反之，痔疮便血日久，可致血虚加重。而在临床中内痔与外痔的发病因素皆有所不同，在此我们分开论述。

1. **内痔**：多因脏腑本虚，静脉壁薄弱，兼因久坐、负重远行，或长期便秘，或泻痢日久，或临厕久蹲努责，或饮食不节，过食辛辣肥甘之品，导致脏腑功能失调，风燥湿热下迫，气血瘀滞不行，阻于魄门，结而不散，筋脉横解面生痔。或因气血亏虚，摄纳无力，气虚下陷，则痔核脱出。

2. **外痔**：多由肛门裂伤所致。邪毒外侵，或大便努责、产育努力，以致气血瘀滞，加之外邪入侵，日久不散，则肌肤增生形成赘皮。

☞ 内痔

下焦湿热

【望诊】痔核脱出肛管外，色紫红，潮湿，大便伴有出血，小便黄，苔黄腻或黄厚

【闻诊】闻之腥臭

【问诊】自觉肛门重坠疼痛，似有里急后重之感，大便不爽

【切诊】脉滑腻或滑数

气血两虚

【望诊】痔核脱出，不易回纳，便血淋漓，舌淡

【闻诊】闻之腥臭，气短懒言

【问诊】肛门有下坠感，头晕目眩，心悸

【切诊】脉细弱

肠燥便秘

【望诊】舌苔白，或黄燥

【闻诊】嗳气腐臭

【问诊】腹胀满而痛，便结拒按，口干嗳气，心烦，头晕目眩

【切诊】脉数有力

☞ 外痔

下焦湿热

【望诊】痔核处潮红，苔黄腻

【闻诊】闻之臭秽

【问诊】肛门坠胀肿痛，自觉有异物感，便秘或便溏不爽，或里急后重

【切诊】脉滑数

血热瘀阻

【望诊】肛缘肿块，色紫红，舌苔黄

【闻诊】闻之口出浊气

【问诊】肿块坚硬疼痛，自觉肛门灼热胀坠，口干口渴烦热

【切诊】脉数

疾病	发病人群	出血	主要临床表现
内痔	多发于成年人	无痛性便血	肛查时见齿线上黏膜呈半球状隆起，色鲜红、暗红或灰白
直肠脱垂	多发生于儿童和中老年女性	一般无出血	脱出物呈环状或螺旋状，长度2~10厘米或更长，表面光滑，色淡红或鲜红，无静脉曲张
直肠息肉	多见于儿童	可有大便带血或少量滴血，绝无射血	脱出物为单个带蒂，表面光滑，质地较痔核硬
直肠癌	多见于中年以上	经常在粪便中夹有脓血、黏液	便次增多，大便变形，肛门指检时触及菜花状肿块或凹凸不平的溃疡，质地坚硬，推之不移
肛乳头肥大	多发于成年人	一般不出血	齿线附近的锥形、灰白色的表皮隆起，质地较硬，肛乳头过度肥大时，便后可脱出肛门外

疾病	鉴别点
外痔	肛门边缘生皮赘，逐渐增大，质地柔软，一般不痛，无出血，仅觉肛门异物感，当染毒肿胀时才觉疼痛
血栓外痔	多发生于肛门左右两侧，先有静脉曲张性外痔，突然肿起，形如葡萄，初起暗红，渐变青紫，按之较硬，光滑，疼痛剧烈
静脉曲张外痔	齿线下肛管静脉曲张，触之柔软，色紫暗，肿物呈椭圆形，当腹压增大时，肿物可稍增大变硬，局部按摩时肿物可变小柔软

中耳炎

中耳炎可分为非化脓性及化脓性两大类。化脓性中耳炎以耳内流脓为主要表现，同时还伴有耳内疼痛、胸闷等症状。化脓性则有急性和慢性之分。非化脓性包括分泌性中耳炎、气压损伤性中耳炎等。分泌性中耳炎以耳内胀闷堵塞，兼耳鸣，听力下降，检查耳道无物耳塞为主要症状。气压操作性中耳炎较为少见，本节中不作介绍。

辨病因

分泌性中耳炎：有因肝胆经气不舒，内有郁热，兼之风邪侵袭，引动经热上循，结于耳窍，以致耳窍经气痞塞不宣，出现耳胀之症。也有因耳胀失治，或反复发作，以致邪毒滞留，气血瘀滞，脉络受阻，耳窍闭塞而成。还可因脾肾虚损，精气不足，不能上注，耳窍失养，以致闭塞失用，成为此病。

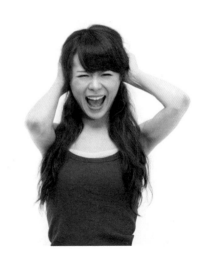

1. **急性化脓性中耳炎**：内因肝郁化火，湿热内生，循少阳经脉上注耳窍，复感外邪，搏结化腐成脓；外因由风热邪毒乘而入，随经脉入于耳窍，壅聚不散，蒸腐成脓而发病。

2. **慢性化脓性中耳炎**：多因急性化脓性中耳炎治疗不当，反复感染演变而来。此外鼻腔、鼻窦的慢性炎症及鼻咽炎、增殖体炎均可引起咽鼓管长期阻塞，致使咽鼓管功能障碍，导致中耳腔持续或反复细菌感染。

分证望闻问切

↺ 急性化脓性中耳炎

风热侵袭

【望诊】鼻塞流涕，耳内流脓，舌质红，苔薄白或薄黄

【闻诊】小儿哭闹不休，呼吸气促

【问诊】耳闷、耳痛、耳聋，鼻痒气热，脓与涕不易擤出，发热，恶风寒，汗出，呕吐

【切诊】脉浮数

肝胆湿热

【望诊】脓多黄稠，尿赤气热，大便不调，或身目发黄，带下黄，舌苔黄腻

【闻诊】耳鸣如潮，脓味重，大便酸臭，带下臭

【问诊】耳痛剧烈，跳痛或刺痛累及头部，口苦，纳呆，呕恶，脘腹胀闷，外阴瘙痒

【切诊】脉弦数

↺ 慢性化脓性中耳炎

肝胆火热

【望诊】面红目赤，小便黄赤，检查见鼓膜充血，穿孔，流脓较多，舌红，苔黄

【闻诊】听力下降

【问诊】耳深部痛，头痛，发热

【切诊】脉弦数

脾虚湿困

【望诊】耳内流脓，量较多，日久不愈，舌质淡红，苔白腻

【闻诊】无特殊闻诊内容

【问诊】倦怠乏力，食少，便溏

【切诊】脉细无力

肾阴亏虚

【望诊】耳内流脓，时多时少，混有豆渣样物，舌质红，苔薄

【闻诊】带下秽臭味，听力检查呈传导性耳聋或混合性耳聋

【问诊】头晕头痛，腰酸乏力

【切诊】脉细数

红眼病

红眼病，为急性结膜炎的俗称，中医称为"暴风客热"，是一种传染性很强的眼病。多骤然发病，患者眼胞睑红肿，白睛红赤，羞明多泪，或眵泪胶黏，甚则赤痛较重，白睛浮肿，可见灰白色伪膜附着，拭去复生。全身多兼有恶寒发热，头痛鼻塞，口渴，尿赤便秘等。一年四季均可发病，尤以春夏季多见，具有发病急、传播快、流行广、传染性强的特点。

辨病因

多因风热之邪外袭，客于内热阳盛之人，内外合邪，风热相搏，上攻于目，故猝然发病。

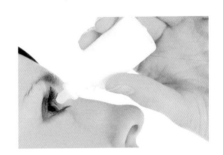

1. **外感疠气：**素体虚弱，"邪之所凑，其气必虚"，处于流行区内，人体易感受疫疠之气而发病。
2. **肺胃积热：**肺胃素有积热，又感受疫疠之气，内外合邪而发病。

分证望闻问切

风重于热

【望诊】怕见亮光流泪，眼眵清稀，眼睑微肿，结膜充血，舌苔薄白或微黄

【闻诊】无特殊闻诊内容

【问诊】目痒涩刺痛，头痛鼻塞，恶风发热

【切诊】脉浮数

热重于风

【望诊】畏光，眼屎多黄稠，热泪如汤，眼睑红肿，结膜充血、水肿，尿黄，舌红苔黄

【闻诊】无特殊闻诊内容

【问诊】眼痛难睁开，怕热，口渴，便秘，甚则可有大便秘结，烦躁不宁

【切诊】脉数

风热并重

【望诊】眼部灼热赤，畏光，泪热眵结，眼睑肿胀，结膜充血水肿，甚则遮掩角膜，尿赤，舌红苔黄

【闻诊】无特殊闻诊内容

【问诊】眼痛，刺痒交作，怕热，头痛鼻塞，恶寒发热，便秘，口渴举杯而饮

【切诊】脉数

邪热伤阴

【望诊】病后日余，结膜充血，舌红、少津

【闻诊】无特殊闻诊内容

【问诊】眼干涩不爽

【切诊】脉细数

风热上攻

【望诊】眼红，畏光流泪，且眼分泌物黄白而结，舌红

【闻诊】无特殊闻诊内容

【问诊】眼痒痛交作，怕热，目中干涩有异物感

【切诊】脉浮紧

火毒炽盛

【望诊】一眼或双眼满目发红，甚至出现小出血点，眼睑肿势明显，眼分泌物多而黏结，或流淡血水

【闻诊】无特殊闻诊内容

【问诊】眼痛头痛，眼中灼热、怕光

【切诊】脉数

耳鸣

　　耳鸣为患者在耳部或头内感到的一种声音。可分为主观性和客观性两类。前者较常见，外耳、中耳、耳蜗、蜗后及中枢听觉径路病变，甚至全身性疾病或精神因素均可引起；后者较少见，耳鸣声他人及患者均能听到，为血管源性、肌源性、咽鼓管异常开放、颞颌关节病变等原因所致。本节主要叙述主观性耳鸣。

辨病因

　　耳是五官九窍之一，人体经络之气血皆上于面而走空窍，会聚于耳，构成耳与五脏六腑及全身各部广泛的联系。《黄帝内经》言："肾开窍于耳""耳为心之客窍""耳者宗脉之所聚"……由此可见，除了肾虚会引起耳鸣外，心、肝、胆、脾、胃、肺等脏腑的病理改变都可以导致耳鸣。总而言之，耳鸣的发生可归纳为外因和内因。

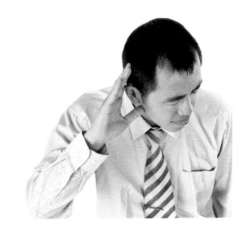

　　1. 外因： 由外感风热之邪，邪窜耳旁，蕴而不解所致。

　　2. 内因： 由于情志不舒，愤怒伤肝。肝气郁结，气结化火，肝火上逆，扰乱清窍；或因过食油腻味道沉重的食物，脾胃受伤，运化失职，聚湿生痰，痰郁化火，阻塞耳窍；或因先天肾阴不足，及久病伤阴，肾阴虚损，阴液不能，上濡耳窍，兼之虚火上炎，扰于清窍而致；或者思虑过度，劳伤心脾，脾不生血，心血暗耗，心脾两虚，不能上荣耳窍而致耳鸣；或饮食不节及劳倦过度，损伤脾胃，脾气不足，中气下陷，清阳不升，宗脉虚竭而致耳鸣；或者肾阳亏损，阳虚生寒，寒水不化，上泛耳窍，而致耳鸣。

分证望闻问切

风热侵袭

【望诊】苔薄白或薄黄，局部检查见鼓膜轻度潮红及内陷

【闻诊】无特殊闻诊内容

【问诊】耳闷，耳胀堵塞感，耳鸣、听力下降而自声增强，伴头痛、恶寒、发热、口干

【切诊】脉浮数

肝火上扰

【望诊】面赤，小便赤，舌红苔黄

【闻诊】无特殊闻诊内容

【问诊】突然耳鸣，如闻潮声，或如风雷声，风聋时轻时重，每于郁怒之后耳鸣耳聋突发加重，并兼有耳胀，耳痛感，眩晕，口苦咽干，头痛，心烦易怒，夜寐不安，胸胁胀痛，大便秘结，小便短

【切诊】脉弦数

痰热郁结

【望诊】舌红，苔黄腻

【闻诊】无特殊闻诊内容

【问诊】两耳蝉鸣，有时闭塞如聋，胸闷痰多，耳鸣眩晕，时轻时重，烦闷不舒，二便不畅

【切诊】脉弦滑

肾精亏损

【望诊】舌红少苔

【闻诊】无特殊闻诊内容

【问诊】中年以后双耳听力逐渐下降，伴细声耳鸣、夜间较甚，失眠，头晕眼花；腰膝酸软，遗精多带，口渴多饮

【切诊】脉细弱或细数

脾胃虚弱

【望诊】神疲，面色萎黄，苔薄白腻

【闻诊】无特殊闻诊内容

【问诊】耳鸣耳聋，休息暂减，劳而更甚，蹲下站起时加重，倦怠乏力，劳怯，纳少，食后腹胀，大便溏薄

【切诊】脉虚弱

心脾两虚

【望诊】面色萎黄，神怯，舌质淡嫩，苔白

【闻诊】气短，月经味不重

【问诊】耳鸣，时轻时重，心悸健忘，少寐多梦，食少倦怠，腹胀便溏，妇女月经色淡量多

【切诊】脉细弱

鉴别诊断

疾病	鉴别点	病因
耳鸣	自觉耳内有各种响声，如蝉鸣声、"噗噗"的放气声	外邪侵袭耳窍，或肝郁痰郁化火，上扰耳窍；脾肾亏虚而不能荣养耳窍
外耳道疾病	低调耳鸣和听力减退	耳部受水浸湿后引起
卡他性中耳炎	常有高音调、不规则的耳鸣，咽鼓管吹张后耳鸣可消逝，但易复发	感染或气压损伤
脑鸣	自觉脑内如虫蛀鸣响	脑供血不足
梅尼埃病	低调吹风样耳鸣，常发作在眩晕发作之前，或与耳聋、眩晕同时呈现	非炎性迷路病变